대장내시경검사 최대한 편하게 안전하게 정확하게 받기

대장내시경 검사
최대한 편하게 안전하게 정확하게 받기

강윤식 지음

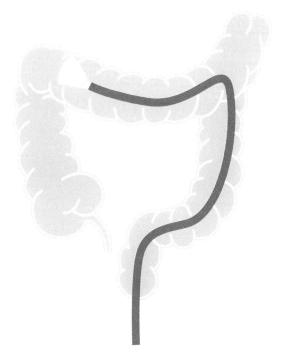

청년의사

목차

Ⅶ 대장내시경 Q & A

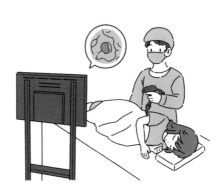

추천사

대장암은 국내에서는 네 번째로 많이 발생하는 암으로서, 대부분의 대장암은 대장 용종이라는 암 전 단계의 병변이 자라서 진행하는 것으로 알려져 있습니다. 대장내시경검사는 대장암의 조기발견뿐 아니라 대장 용종을 발견하여 제거함으로써 대장암의 발병을 미리 막을 수도 있는 검사 방법으로, 현재 사용되는 대장암 검사 중 가장 정확하고 효과적인 검사법입니다. 이렇게 중요한 대장내시경검사가 오늘날 많이 활성화되는데 중요한 역할을 담당한 사람 중 한 분이 바로 이 책의 저자 강윤식 원장입니다.

강윤식 원장은 대장내시경검사가 아직도 많이 생소하던 1991년도에 국내 최초의 민간병원 대장내시경 클리닉을 개원한 후 안전하고 효과적인 대장내시경검사를 홍보하며, 대장내시경검사가 국내에서 널리 확산되는데 많은 역할을 담당하였습니다. 또한 많은 사람들이 대장내시경검사 전 대장 정결을 위해 복용하는 대용량의 약을 복용하기 힘들어 한다는 점에 대해 고민하였고, 맛과 복용 편의성이 개선된 장정결제를 직접 개발하기도 하였습니다. 항상 안전하고 편한 대장내시경을 위해 노력하던 강윤식 원장이 이번에는 오랜 임상 경험을 바탕으로 일반인들을 위한 대장내시경 책을 편찬하였습니다. 이 책이 대장내시경검사에 대한 보다 정확한 정보를 제공하여, 그 동안 검사에 대한 막연한 두려움 때문에 검사를 기피하던 분들에게 큰 도움이 될 수 있을 것이라고 생각합니다. 모쪼록 이 책을 통해 보다 많은 분들이 대장내시경검사의 중요성을 쉽게 이해하고, 편하고 안전하며 정확한 대장내시경검사를 받을 수 있게 되기를 기대해 봅니다.

국립암센터 초대원장,

서울대학교 명예교수 박재갑

들어가기 전에

대장암 조기발견, 기뻐할 일이 아닙니다

검사의 목적은 대부분 질병의 조기 발견입니다. 치료 가능한 시기에 병을 조기 발견해야 완치율이 높아지기 때문입니다. 그래서 많은 분들이 대장내시경검사도 당연히 그런 검사 중 하나라고 생각합니다. 대장암을 가급적 초기에 빨리 발견해서 재발 없이 완치시키고자 하는 검사로 말입니다.

대장내시경검사가 분명 이런 목적을 가지고 있는 것은 사실입니다. 그러나 대장 내시경검사의 진짜 중요한 목적은 따로 있습니다. 바로 대장암을 예방하는 것입니다.

검사를 통해 어떻게 대장암을 예방할 수 있다는 것일까요? 바로 대장용종 절제를 통해서입니다. 대장용종 절제가 대장암을 예방하는 수단인 이유는 바로 대장용종이 대장암의 씨앗이기 때문입니다. 개구리가 되기 전의 올챙이로 비유할 수도 있습니다. 즉 올챙이인 대장용종이 시간이 지나면서 개구리인 대장암으로 변해간다고 보시면 됩니다.

대장용종이 다 대장암으로 진행되는 것은 아닙니다만, 대장용종의 3분의 2를 차지하는 선종성 용종, 즉 선종이 대장암

그림1. 대장암과 대장 용종 사진

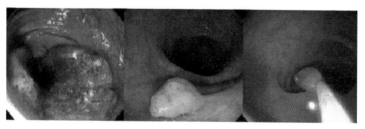

대장암   관상선종   대장용종절개

으로 진행될 가능성을 갖고 있는 용종입니다.

대장암 입장에서 보면, 대장암의 97%가 이렇게 선종으로부터 발생합니다. 선종을 거치지 않고 생기는 3%의 경우는 유전성비용종증대장암 HNPCC, Hereditary Non-Polyposis Colon Cancer 뿐입니다. 즉, 뚜렷한 대장암 가족력이 없는 분들에게 생기는 대장암은 모두 선종에서 발생한 것이라고 보면 됩니다. 그렇기에 가족력이 없는 분들에게선 이들 선종이 암으로 진행되기 전에 발견해서 모조리 제거해 준다면 대장암은 아예 발도 못 붙이게 되는 것입니다. 올챙이를 다 잡아 제거하면 개구리가 사라지는 것과 같습니다.

대장암은 국내 다빈도 암 중의 하나입니다. 더구나 우리나라 대장암 발생률이 아시아 1위를 넘어 전 세계에서도 1~2위라는 연구보고가 나오고 있습니다. 그렇기 때문에 대장내시경검사의 중요성은 아무리 강조해도 지나치지 않습니다.

암 검진의 지상 목표는 조기 암 발견입니다. 그렇기에 예를 들어 위내시경검사를 매일 받는다고 해도 최선의 결과는 조기 위암의 발견일 뿐 위암을 예방할 수 있는 게 아닙니다. 그러나 대장내시경검사는 암 발생을 사전 차단까지 해주는 검사이기 때문에 군계일학처럼 더더욱 돋보이는 검사입니다. 따라서 시간상 혹은 비용상 딱 한 가지 암 검진만 받아야 할 형편이라면, 그건 좌고우면할 것도 없이 대장내시경검사입니다.

대장암 조기발견, 결코 기뻐할 일이 아닙니다. 대장암은 예방하는 암이기 때문입니다.

I
대장암 유감

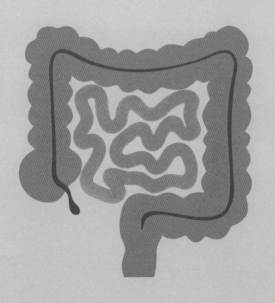

세계 1위라는 불명예: 대장암

대장암은 국내에서 네 번째로 많이 발생하는 암입니다. 수년 전만 해도 2위를 차지했던 순위는 점점 내려가고 있습니다. 근래 들어 대장내시경 용종 절제가 비교적 활성화되고 있는 것이 기여한 것으로 판단됩니다. 그러나 1~4위 암들의 발생자 수 차이가 연간 불과 1~2천 명 정도로 매우 미미하기 때문에 큰 의미를 두기에는 시기상조입니다. 세계암연구기금의 자료에 의하면 우리나라 대장암 발생률이 2008년부터 10년간 연속 전세계 1위라고 합니다. 이처럼 한국인에게 대장암 발생률이 유독 높다는 것은 불명예입니다.

대장암의 일부는 유전성입니다. 그러나 유전성 대장암은 전체 대장암의 3%에 불과합니다. 따라서 우리나라가 대장암 발생률 1위가 된 것의 주된 원인을 유전탓으로 돌리기는 어렵습니다. 오히려 한국인들의 식사 및 생활습관이 원인이 되었을 가능성이 높습니다. 즉 소고기, 돼지고기 등 동물성 지방이 많은 육류의 과다 섭취, 과도한 음주, 흡연 그리고 식이섬유의 섭취 부족 등입니다.

그러나 대장암 1위의 불명예를 씻기 위한 방법으로 식사 및 생활습관의 개선을 권장하는 것만으로는 한계가 있고 단기간에 큰 효과를 보기도 어렵습니다. 따라서 용종 절제를 통해 대장암의 97%를 차단할 수 있는 대장내시경검사를 활성화하는 것이 절대적으로 필요합니다. 이론상으로는 모든 분들이 대장내시경검사를 정기적으로 하게 된다면 대장암 발생률을 현재의 3% 수준까지 감소시킬 수 있습니다. 이렇게 되면 대장암 발생률 전세계 꼴찌라는 큰 명예를 차지할 수 있게 될 것입니다.

어떤 분들은 증상이 나타나면 그때 가서 검사를 받으면 된다고 생각합니다. 그러나 대장암은 말기가 될 때까지도 특이한 증상이 거의 없습니다. 따라서 증상을 통해 초기의 대장암을 진단하는 것은 불가능에 가깝습니다. 증상을 통한 진단은 암 덩어리로 대장의 통로를 막혀 배변 통과가 어려워진 후에야 가능하기 때문입니다. 보통 배가 심하게 불러오고 복통이 생기거나 진찰 시 배의 혹 덩어리가 만져지거나 암 출혈로 인한 만성 빈혈 등이 단초가 되어 대장암을 진단하게 됩니다. 암이 상당히 진행된 후에야 나타나는 증상들입니다.

요즘 많이 하는 암표지자 검사 가운데 하나인 CEA carcinoembryonic antigen, 암태아 성 탄백암원의 수치가 증가되면 대장 내시경검사를 해서 대장암 유무를 확인하기도 합니다. 그러나 CEA는 폐암, 위암, 췌장암, 담도암 등 대부분의 암에서 증가하며 간경변, 갑상선 기능저하증이나 신부전 그리고 흡연자에서도 증가되는 경우가 많아 선별적 검사로서의 의미는 낮은 편입니다. 또한 대장암의 진행 정도에 따라 다르나 3기의 경우도 50% 이상에서 CEA가 정상 범위이기 때문에 정상 CEA가 대장암이 없다는 의미가 아니라는 것을 기억할 필요가 있습니다.

이와 같이 증상이나 다른 검사를 통한 대장암의 조기 진단은 쉽지 않습니다. 따라서 조기 진단을 넘어 예방까지 가능하게 해주는 대장내시경검사의 중요성은 아무리 강조해도 지나치지 않습니다.

대장암의 치료는 암이 발생한 부위의 장을 광범위 절제한 후 재발 위험을 줄이기 위해 2기 이상에서는 항암요법을 시행하는 경우가 많습니다. 직장암의 경우 2기 이상에서는 주로 방사 치료도 병행됩니다.

한 가지 다행스러운 것은 대장암의 예후가 다른 소화기 암에 비해 좋은 편이라는 점입니다. 5년 생존율이 1기는 90%, 2기 60~80%, 3기 30~60%이며, 원격 전이가 되어 있는 4기의 경우엔 5% 미만입니다. 따라서 조기 발견하여 수술을 받는다면 80~90%에서는 완치를 기대할 수 있습니다. 이를 위해서도 대장내시경검사는 반드시 필요합니다. 복부 불편감 등이 있는 분들이 지레 겁을 먹고 대장내시경검사를 기피하는 경우가 있는데 이것이야 말로 비합리적인 생각입니다. 왜냐하면 대다수의 복부 증상들은 과민성장증후군 등의 기능성 질환에서 나타날 때가 많으며, 혹여 대장암에 의한 증상이라고 하더라도 하루 빨리 발견해서 속히 치료하는 것이 완치율을 높일 수 있는 방법이기 때문입니다.

그러나 조기에 발견되었다고 할지라도 대장암이 생겼다는 것은 굉장히 억울한 일입니다. 97%의 대장암은 대장내시경검사를 해서 용종만 제거했다면 겪지 않아도 될 일이기 때문입니다. 따라서 이 글을 읽으시는 귀하께서는 식사나 생활습관을 개선하거나 대장암을 조기 발견하는 걸 목표로 삼지 말고 정기적인 대장내시경검사를 받으실 것을 권해드립니다.

요즘 들어 수면대장내시경검사와 실내공기 대신 의료용 이산화탄소를 주입하는 대장내시경 방법이 일반화되면서 검사 자체로 인한 고통은 거의 사라졌습니다. 또한 대장내시경검사의 또 다른 큰 어려움이었던 대장내시경 약도 레몬주스 맛을 가졌으면서 복용량을 기존 약의 반 이하로 줄인 새로운 약을 비롯해 개선된 제제들이 근래에 나왔습니다. 여러모로 대장암이 희귀암이 될 날을 기대해 봅니다.

대장내시경검사를 받지 않아 무너진 공든 탑

대장내시경검사 하면 가끔 생각나는 한 분이 있습니다. 좋은 일이 아니라서 마음이 아프지만 그래도 기억 속에 너무 선명히 남아 있어 이 말씀을 드리지 않을 수가 없습니다.

벌써 10년이 넘은 일입니다. 가까운 지인의 소개로 진료를 받으러 오신 분이었습니다. 이전 10년 동안 매년 유명 검진센터에서 종합검진을 받아왔는데, 대장 검사는 한 번도 받아보지 않았다고 했습니다. 대장내시경검사가 힘들다는 이야기 때문이었답니다. 그런데 친한 친구가 갑자기 대장암에 걸렸다는 말을 듣고, 혹시나 하는 마음에 저희 병원을 소개받고 오셨습니다. 순간 불길한 예감이 스쳤지만, 그래도 '10년간 꼬박꼬박 종합 검진을 받으며 건강을 챙기셨는데 무슨 큰일이야 있겠는가?' 생각하며 예약을 해드렸습니다.

며칠 뒤 그 분이 검사를 받으러 왔습니다. 소개해준 분의 부탁도 있고 해서, 별일이 없을 거라고 특별히 안심을 시켜드린 후에 검사를 시작했습니다.

그런데 아뿔싸! 검사를 시작하고 채 1분도 되지 않았는데 커다란 암 덩어리가 내시경 화면을 가득 채우며 나타났습니다. 순간 제 마음이 무너져 내리는 기분이었습니다.

10년간 꼬박 종합검진을 받아 왔는데, 아무런 문제도 없이 건강하다는 말을 10년간 들어왔는데, 4기 가까이로 보이는 커다란 암 덩어리가 대장 속에서 자라고 있었다니. 이분이 검사 결과를 듣고 절망할 모습을 생각하니, 마치 모든 게 저의 잘못인 양 다리가 후들거려서 이후 검사를 어떻게 마쳤는지도 잘 모르겠습니다.

검사 후 결과 설명을 들으면서 잿빛으로 변해가던 그 분의 얼굴이 지금도 눈에 선합니다. 이런 경험들 때문에 저는 기회만 있으면 주변 분들에게 대장내시경검사를 받아보시라고 권해드립니다. 그 덕분으로 정말 많은 분들이 암 직전의 용종을 발견해 제거하고 대장암의 위험에서 아슬아슬하게 벗어날 수 있었습니다. 이것이 저의 큰 보람 중의 하나입니다.

20대 여성의 대장암 유감

얼마 전 탈장이 심해 응급수술을 받으신 분이 있었습니다. 탈장 구멍으로 빠져 나온 소장이 썩어 일부를 절제하고 이어주는 수술을 했는데, 수술 후 장폐색 증상이 한동안 지속돼서 일주일 간 입원치료를 받았던 분입니다.

이분이 장폐색으로 식사도 못하는 상태에서 굳이 외출을 해야 한다고 고집을 피우시기에, 도대체 왜 이럴까 하며 "이 상태로 어떻게 외출을 하겠다고 그러시나요?"라고 조금은 어이가 없다는 듯이 말했습니다.

"딸이 암이에요. 간호를 해야 해서요." 하시더군요.

‘50대 중반인 환자분의 나이로 보아 딸이라면 아직 젊은 나이일 텐데’ 하는 생각이 미치자 더 이상 이야길 이어갈 수가 없었습니다. 결국 이분께 외출을 허락했었지요.

그런데 이분이 한 달여 후에 다시 외래에 방문했습니다. 며칠 전 무거운 것을 들다가 수술한 반대쪽이 갑자기 볼록해졌는데 탈장 같다며 오셨습니다. 아마도 따님을 간호하다가 발생한 일인 듯싶었습니다. 진찰을 해보니 탈장이 확실했습니다. 그러나 제 마음엔 그 따님에 대한 궁금증이 더 앞섰습니다.

“참, 따님은 어떤가요?”

이분은 아픈 상처가 건드려지는 게 내키지 않는 듯이 잠시 주춤하시더니,

“말기암이에요. 스물여덟인데 온몸에 퍼졌대요…….”

애써 냉정을 유지하며 대답을 하는 모습이었습니다.

이쯤에서 그만해도 되는데, 저는 직업의식이 발동되어, “무슨 암인데요?” 하고 그분의 상처를 계속 건드리는 질문을 했습니다. 그러나 이내 그분의 입에서 나온 말에 제 가슴이 더욱 아팠습니다.

“대장암이에요. 대장내시경만 좀 해봤어도 괜찮았을 텐

데……."

"네? 대장암이요? 어린 나이에 어떻게."

사실 그 동안 많은 환자분들을 보다 보니 갖가지 안타까운 일들을 접한 적이 많이 있었습니다. 그러나 20대 후반에 대장암 말기라니.

30여 년 외과의사로 살아온 저로서도 이런 기억은 없었던 것 같습니다. 그러나 요즘 들어 젊은 분들의 대장암이 부쩍 증가한 것은 사실입니다. 30대 초중반의 대장암은 이제 새삼스러운 일로 여겨지지도 않을 지경입니다.

대장내시경검사가 더욱더 활성화되어 이런 슬픈 이야기를 더 이상 듣지 않게 되기를 바랍니다.

조직검사만 한 결과

　　선종성 용종 즉 선종에서 대장암으로 발전하는 것을 '선종-암 연속adenoma-carcinoma sequence'이라고 하며, 선종의 종류에 따라 암 발생 위험도는 5%에서 35%에 이르기까지 다양합니다. 선종은 대장용종의 약 70%를 차지하고 있으며 육안으로는 구분이 되지 않을 때가 많아 대장용종이 발견되면 일단 다 제거를 하는 것이 원칙입니다. 이런 용종을 발견해서 제거까지 해주는 최선의 검사법이 바로 대장내시경검사입니다.

　　그러나 대장내시경검사로 용종을 발견했음에도 불구하고 일부만 떼어내 조직검사만 하고 마는 경우가 있습니다. 조직검사를 해봤더니 암이 아니라는 것이지요. 아직 암이 아니라서 그대로 두고 보자면 암이 될 때까지 기다려보겠다는 의미로밖에 해석할 수가 없습니다. 참으로 안타까운 일입니다.

얼마 전에도 이런 안타까운 일이 있었습니다. 대장내시경검사 중에 대장암이 발견되어 결과 설명을 해드렸던 중년 여성분이 있었습니다. 그런데 이분이 하는 말씀이 2년 전에 어떤 병원에서 대장내시경검사를 받았는데, 조직검사에서 이상이 없으니까 용종을 더 두고보다가 제거하자고 했다는 것입니다. 이번 검사에서 대장암 외에 다른 용종이 발견되지 않았으니까 아마도 당시에 남겨 둔 용종이 암으로 진행되었을 가능성이 높습니다. 대장암이 발견됐다는 말을 들은 이분이 매우 억울해 하는데 어떻게 더 드릴 말이 없었습니다. 이런 일이 생기지 않게 하려면 용종은 발견 즉시 그 자리에서 제거를 하는 것이 좋습니다.

증상으로 대장암 진단하기, 너무 큰 위험

의대생 시절, 새로운 병에 대해서 배울 때마다 가슴이 철렁철렁 했던 기억이 납니다.

'아니, 혹시 내가 저 병 아니야?'

이렇게 시도 때도 없이 속을 졸인 사람은 저뿐만이 아닐 것입니다.

요즘 넘치는 의료정보 때문에 많은 도움이 되기도 하지만 한편 이런 가슴앓이를 하는 분들도 적지 않을 것 같습니다. 그러다 보니 많은 분들이 혹시나 이미 큰 병이 있을까 봐서 선뜻 검사를 받지 못하는 걸 보게 됩니다. 그래서인지 '대장암 증상'이 매우 인기 있는 검색 키워드 중 하나입니다. 자신이 갖고 있는 증상이 혹시 대장암 증상은 아닌지 확인해보고 싶은 분들이 많기 때문일 것입니다.

그럼 우선 대장암 증상에 어떤 것들이 있는지 살펴보겠습니다. 위, 대장 등 소화기관에 생긴 암의 증상은 통로가 막히거나 출혈 때문에 보통 나타납니다. 즉, 통로가 좁아지거나 막히면 음식이나 소화된 찌꺼기가 잘 통과를 하지 못하기 때문에 복통과 가스팽만, 구토 등의 증상이 나타납니다. 그러나 위나 대장의 통로는 넓기 때문에 웬만큼 암 덩어리가 커지기 전에는 이런 증상들이 잘 나타나지 않습니다.

그 외 암 덩어리에서 출혈이 갑자기 많이 생기면 변이 검거나 타르 같은 변이 나옵니다. 반대로 오랜 기간 소량의 출혈이 지속될 때는 변의 색깔로는 알기가 힘들고 어쩌다 검사한 혈액 검사에서 빈혈이 있다는 것을 알게 되는 경우가 많습니다. 병이 더 진행되면 암 덩어리가 커져 배를 누를 때 손으로 만져지기도 하고, 열량 소모가 증가돼서 체중 감소가 나타나기도 합니다.

같은 이름의 대장암이라도 암이 생긴 위치에 따라 증상이 달라집니다. 그 이유는 대장 각 부위의 통로 넓이가 다르고 항문에서의 거리가 다르기 때문입니다. 이들 증상을 표로 정리해 보면 다음과 같습니다.

우측 대장암	좌측 대장암	직장암
• 설사 • 복부팽만 • 빈혈 • 체중감소 • 덩어리가 만져짐	• 변이 가늘어짐 • 혈변(검은 피) • 장폐색에 의한 복통과 복부 팽만 • 잦은 배변	• 변이 가늘어짐 • 배변곤란 • 검은 피 • 잔변감 • 배변시 통증 • 회음부 통증 • 점액변

그러나 이런 증상만 보고 대장암인지 아닌지를 예측하는 것은 무리가 있습니다

갓난 아기가 사용하는 표현은 몇 가지가 안 됩니다. 그래서 엄마 말고는 도대체 아기가 뭘 원하는지 알 수 없을 때가 많습니다. 우리 몸도 이와 비슷하게 사용하는 표현 수단이 몇 개 안 됩니다. 이런 저런 증상으로 자신의 상태를 표현하긴 하는데, 이 말이 그 말 같고, 그 말이 이 말 같아서 아리송할 때가 많습니다. 그래도 의사들은 아기 엄마처럼 몇 안 되는 증상들을 나름 분석해서 원인이 무엇인지 밝혀내기도 합니다. 그러나 항상

가능한 것은 아닙니다. 울며 보채는 아기를 안고 아기 엄마가 수시로 의사에게 달려가듯, 의사들도 정밀 검사를 해보고 나서야 정확한 원인을 알게 되는 때가 많습니다. 따라서 어떤 증상만 보고 지레 병을 짐작하는 것은 틀릴 때가 더 많습니다.

따라서 진짜 관심을 가져야 할 것은 대장암인지 아닌지 노심초사하며 의심되는 증상이 나타날 때마다 정보를 검색해 보는 게 아닙니다. 적어도 대장암에 대해서 만큼은 아예 생기지 않도록 예방하는 것이 중요합니다. 대장암은 확실한 예방이 가능한 유일한 암이기 때문입니다. 대장용종만 미리미리 잘라내면 되는 것이지요.

대장암 진단을 증상에 의존하는 것이 얼마나 위험한가를 개인적으로 경험한 가슴 아픈 사례가 있습니다. 대장암은 우리 외과에서 다루는 질환인데, 어느 40대 개원 외과의사가 병원 이전을 하게 된 공백 기간을 이용해 건강검진 차원에서 저에게 대장내시경검사를 받으러 왔었습니다. 그래서 저도 부담 없이 검사를 해드리게 되었습니다. 그런데 이 외과의사에게 3기 이상 진행된 대장암이 발견되었습니다. 갑작스러운 암의 발견이라 결과를 설명하는 저 역시 매우 난감했습니다. 그래서 조심스럽게 의심할 만한 증상이 전혀 없었는지 질문을 했더니 꿈에도 생각해보지 못했다는 것입니다. 대장암의 증상을 누구보다도 잘 아는 외과 의사도 3기가 넘기까지 인지할 수 없을 정도로 무증상인 경우가 많다는 이야기입니다.

미루다 미루다 처음 검사를 받을 때는 혹시나 하는 두려움이 누구에게나 있습니다, 더구나 이런 저런 걱정되는 증상이 있다면 더 그럴 것입니다. 그래도 냉정히 생각하면 하루라도 더 빨리 검사를 받는 게 최선입니다. 그리고 실제로 대장내시경검사를 많이 해본 경험에 의하면 정상이거나 용종을 한두 개 잘라내는 것으로 끝나는 해피엔딩happy ending인 분들이 대부분입니다.

한번 큰 맘 먹고 대장내시경검사를 받아 보시기 바랍니다. 그 후부턴 정기적인 검사에 부담을 갖지 않으실 수 있습니다. 첫발만 내디디면 됩니다. 용기를 내십시오.

변 검사로 대장암 진단이 가능한가?

1) 분변잠혈반응검사

    70대 중반의 치과의사가 있었습니다. 평생 처음 대장내시경 검사를 받으신다는 분이었습니다. 그런데 검사 중에 1cm 크기의 용종들이 10여 개가 발견되었고, 더구나 3cm가 넘는 종양이 발견되었습니다.

    용종들은 다 절제했지만, 혹의 일부분에 궤양이 생겨 있는 종양은 이미 암으로 진행된 상태로 보여서 조직검사만 시행했

Ⅰ대장암 유감 ― 35

습니다.

내시경 중에 암이 의심되는 이런 종양이 보이면 환자분께 어떻게 설명을 해드려야 놀라지 않을까 걱정이 앞서기 시작합니다. 이분도 수면에서 깨신 후 검사 결과를 설명 드리면서, "다행히 그렇게 암이 많이 진행된 것으로 보이진 않아서 지금이라도 발견된 게 천만다행이니 빨리 수술을 하면 완치 가능성이 높다."라며 안심을 시켜드렸습니다.

그런데 혼자 말처럼 "2년 전엔 아무 이상이 없었는데……." 하시더라고요. 평생 처음으로 대장내시경검사를 한다는 분이 무슨 말을 하시는 것인지 몰라 순간 의아했습니다.

"무슨 검사를 하셨는데요?"

제 질문에, "변 검사에서 아무 이상이 없다고 했어요."라고 말했습니다.

변 검사!

정확하게는 '분변잠혈반응검사'입니다. 변 속에 피가 섞여 있는지 보는 검사이지요. 국가 대장암검진 사업의 일환으로 만 50세부터 매년 해드리는 검사가 바로 이 '분변잠혈반응검사'입니다. 그러다 보니 많은 분들이 분변잠혈반응 음성, 즉 변속에 피가 발견되지 않았다는 결과가 나오면, 장 속에 '대장암'이 없다는 의미로 받아들이고 있습니다. 그래서 매년 변 검사만 받으면서 안심을 하고 지내는 분들이 많습니다.

그러나 이 검사는 말 그대로 변 속에 피가 섞여 있나 없나를 보는 검사이지 장 속에 대장암이 있나 없나를 보는 검사가 아닙니다. 그래서 피가 없다는 '음성' 반응, 즉 정상이라는 결과가 나와도 장 속에 암이 있을 수 있고, 반대로 '양성', 즉 비정상의 결과가 나왔다고 해도 대장암보다는 치질 등 다른 원인일 때가 훨씬 더 많습니다.

더구나 대장암은 암이 될 때까지 기다렸다가 검진을 하는 병이 아니라 미리 대장용종을 발견해 제거해서 아예 생기지 않도록 예방을 해야 하는 병입니다. 따라서 '변 검사'는 유익을 줄때도 물론 있지만 해악을 줄 때가 더 많다는 것이 제 개인적 생각입니다.

대장암이 생기면 그래도 변 속에 피가 섞일 가능성이 있지만 대장용종 단계에서는 그럴 가능성이 거의 없기 때문입니다. 즉, 변 검사를 통해 대장암을 발견하겠다는 것은 대장암이 생

길 때까지 기다렸다가 발견하겠다는 말과 같습니다. 그러니
이건 제대로 된 생각이 아닙니다.

평생 치과의사로서 진료를 해온 분도 이런 오해를 하고 계
시니, 일반인들이야 말해 무엇 하겠습니까? 대장내시경검사만
받으면 예방이 가능한데도 불구하고 대장암으로 생명을 위협
받는 분들이 더 이상 없으면 좋겠습니다.

2) 진단 키트로 하는 대장암 변 검사

얼마 전 대변만으로 대장암을 90% 정확도로 진단할 수 있
는 새로운 키트가 국내에서 개발되었다는 반가운 소식이 있었
습니다. 대장암 진단은 대장내시경검사를 통해 할 수 있던 것
인데 대변만 있으면 진단을 할 수 있다니 큰 진전인 것은 틀림
없습니다.

이런 새로운 진단 기술의 발전을 위해 수고한 분들의 노고는
분명 박수 받아야 할 일이라고 생각합니다. 하지만 대장내시경
검사를 하는 전문 의사 입장에서 몇 가지 말씀을 드릴 부분이
있습니다.

먼저, 대장암은 발생할 때까지 기다렸다가 진단을 하는 병이 아니라 발생 전, 선종 단계에서 발견해 미리 차단해야 하는 병이라는 사실입니다. 하지만 이런 진단 키트를 사용해 대변검사로 진단을 하는 것은 대장암이 생긴 이후의 일입니다. 따라서 이런 진단 키트에 앞서 대장내시경검사를 정기적으로 받아 아예 대장암을 선제적으로 예방하는 것이 더 좋은 방법입니다.

두 번째로 말씀드릴 것은 진단 키트로 암이 진단되었다 하더라도 대장내시경검사를 통해 생검을 하고 조직검사로 확진을 하는 과정이 필요합니다.

세 번째, 이 진단키트가 갖고 있는 10%의 위음성僞陰性, false negative(실제론 병이 있는데 없다고 검사가 나오는 것)은 자칫 대장암을 방치하게 만들 수 있다는 점도 유의하셔야 할 것입니다.

분변잠혈검사와 진단키트를 이용한 대장암 변 검사엔 약간의 차이가 있습니다. 즉 분변잠혈검사는 변 속에 잠혈이 있는지를 확인해 그 결과에 따라 대장암검사 즉 대장내시경검사를 할지 말지를 결정하는 간접적인 검사법인데 반해, 진단키트를 이용한 대장암 변 검사는 이 검사만으로 대장암 유무를 확인하

는 직접적인 방법입니다. 그러나 두 검사 다 양성陽性, positive이
나오면 대장내시경검사를 해야 하고, 결과가 음성陰性, negative
으로 나와도 실제론 대장암이 있을 가능성을 가지고 있는 점에
서 대동소이한 검사들입니다.

II
대장암과 용종

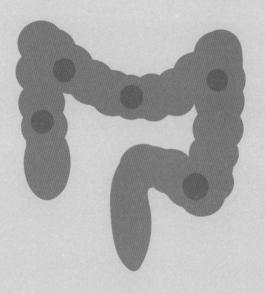

대장암의 97%는 아예 안 생기게 할 수 있다

요즘은 거의 모든 분들이 정기적인 건강검진을 받고 있습니다. 건강검진 중 중요한 부분이 암 검진입니다. 우리 몸에 생기는 암의 종류는 100여 가지가 넘습니다만 이들 모두를 암 검진의 대상으로 삼을 수는 없습니다. 발생 빈도가 낮은 암일수록 이를 찾아내기 위한 검사도 복잡할 때가 많기 때문에 들이는 노력에 비해 얻어지는 효익이 매우 낮기 때문입니다. 뿐만 아니라 이들 희귀 암을 찾아내기 위한 검사 자체로 피해를 볼 가능성도 있고, 위양성(실제론 정상인데 암이 의심된다고 진단된 상태)의 결과가 나오면 이를 확인하기 위해 매우 침습적인 이차 검사를 불필요하게 시행해야 하는 문제도 있습니다. 따라서 발생률이 비교적 높은 암 중심으로 10여 종류를 대상으로 암 검진을 하는 것이 가장 현실적이라고 말할 수 있습니다.

어쨌든 이들 암 검진의 목적은 초기 상태의 조기암을 발견해서 완치율을 높이는 데 있습니다. 그런데 앞에서 말씀 드렸듯이 여기에 단 하나의 예외가 있는데 그건 바로 대장내시경검사입니다. 물론 대장내시경검사를 통해서도 조기 대장암을 발견하는 경우들이 종종 있고 이런 조기암 발견은 본인에겐 더할 나위 없이 좋은 일입니다. 그러나 대장내시경검사의 진짜 용도는 대장암을 차단시켜 버리기 위한 수단입니다.

대장암은 '선종-암 연속'이라는 다른 암이 갖지 못한 아주 독특한 발생 기전을 통해 진행됩니다. 즉 선종이라는 대장내시경경사 중에 육안으로 쉽게 확인되는 작은 혹 단계로 있다가 대장암으로 진행이 되는 것입니다. 이렇게 발생하는 대장암이 전체의 97%를 차지합니다.

따라서 대장내시경검사 중에 이들 선종을 발견할 때마다 제거해 준다면 대장암 발생의 원천을 차단할 수 있습니다.

선종-암 연속 기전을 따르지 않는 3%의 대장암은 유전성비용종증대장암 HNPCC, Hereditary Non-Polyposis Colon Cancer 입니다. 즉 유전성비용종증대장암은 예외적으로 정상 점막에서 예고 없이 발생합니다. 그러나 따지고 보면 이런 HNPCC가 유별난 것이 아닙니다. 위암 등 모든 암들은 이런 갑작스러운 발생기전을 갖고 있기 때문입니다. 따라서 유별난 것은 HNPCC가 아니라 97%를 차지하는 비유전성 대장암입니다. 정기적인 대장내시경검사를 받으신다면 이들 97%의 대장암을 원천 봉쇄할 뿐만 아니라 HNPCC도 조기에 발견해 완치시킬 수 있을 것입니다.

대장암 예방검사인 대장내시경검사

공단검진을 받으시는 분들이 많아지면서 매해 10월 초부터 12월 말까지는 검진센터를 운영하는 거의 모든 병원들이 몸살을 앓습니다. 상반기, 특히 연초에는 한결 여유가 있는데도 여러 사정으로 미루다 연말이 되어서야 검사를 받는 분들이 많기 때문입니다.

이렇게 바쁜 와중에도 대장내시경검사 건수는 위내시경검사에 비해 많이 적습니다. 위내시경검사는 공단검진 항목에 포함되어 있는 반면, 대장내시경검사는 일차 분변잠혈검사에서 피가 검출되어야 받을 수 있는 제약 때문이기도 합니다. 그러나 이런저런 이유로 대장내시경검사가 아직도 충분히 활성화되지 않고 있습니다. 실로 안타까운 일이 아닐 수 없습니다.

위내시경검사도 매우 중요한 검사입니다. 위내시경검사가 지금처럼 활성화됨으로써 조기 위암의 발견율이 높아져 위암 생존율이 획기적으로 높아질 수 있게 되었으니까요. 그러나 위내시경검사의 활성화가 위암 발생률 자체를 낮춘 것은 아닙니다. 위암 발생률을 낮추는 것은 위내시경검사의 책임이 아니기 때문입니다.

그러나 대장내시경검사는 대장암의 발생률 자체를 낮추는 아주 독특한 임무를 갖고 있습니다. Winawer 등은 1,418명을 대상으로 한 연구에서 용종 절제로 대장암 발생률이 76~90% 감소한다는 사실을 확인했습니다. 그리고 미국에서 진행된 한 연구결과에 의하면 대장내시경검사를 시행한 그룹에서 대장암 사망률이 53% 줄어드는 것으로 확인되었습니다. 놀라운 일입니다.

한 번 검사 받는데 수백만 원 드는 검사를 포함해 현재 시행되는 수백수천 가지의 검사들 중 그 어떤 검사도 이런 놀라운 효과를 가진 것이 없습니다.

이렇게 대장내시경검사가 놀라운 결과를 보여주는 이유는 검사 자체가 특출한 능력을 갖고 있어서가 아니라 97%가 반드시 대장용종의 한 종류인 선종에서 진행되어 발생되는 특징적인 대장암의 발생 기전 때문입니다. 따라서 대장용종 절제로 76~90% 암 발생률이 감소한다는 Winawer 등의 결과도 충분히 만족스럽지는 않다고 볼 수 있습니다.

어쨌든 대장내시경검사가 이런 획기적인 역할을 하고 있음에도 많은 분들은 위내시경이나 대장내시경이나 다 똑같은 내시경검사일 뿐이라는 생각을 갖고 있습니다. 그래서 위내시경검사는 매년 받으면서도 훨씬 더 효과적인 대장내시경검사는 단지 번거롭고 어렵다는 이유만으로 기피하고 있는 분들도 있는 것 같습니다. 대장내시경검사의 이름을 아예 '대장암 예방검사'로 바꾸면 좀더 관심을 갖게 되지 않을까 생각해 봅니다.

대장암의 씨앗, 대장용종

전문 의학용어인 '용종'이란 말이 이젠 평범한 일상어가 된 것 같습니다. 대장내시경검사를 끝낸 많은 분들이 잠이 덜 깬 상태에서도 용종이 있었냐고 물어보곤 하십니다. 용종은 한자로 茸腫이라고 쓰는데 '뿔 모양의 혹'이란 뜻입니다. 즉, 사마귀 모양의 혹이라고 생각하시면 됩니다.

이런 작은 혹이 많은 분들의 관심 대상이 된 것은 대부분의 대장암이 바로 이런 용종에서 시작이 된다는 사실을 아는 분들이 많아졌기 때문입니다. 그래서 용종을 대장암의 씨앗이라고도 말합니다.

귀하의 장 속에 대장암의 씨앗이 자라고 있다는 사실을 생각하면 끔찍하지요? 그러나 안심하십시오. 모든 용종을 미리 제거만 한다면 대장암을 예방할 수 있는 것이니까요.

그림2. 다양한 형태의 대장용종

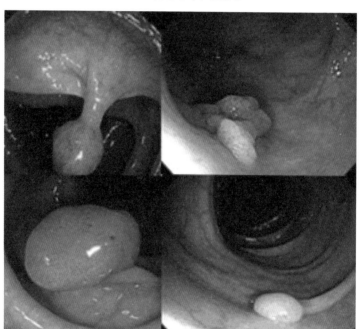

대장용종의 종류

대장용종은 대장점막에 볼록하게 올라와 있는 것부터 가느다란 줄에 체리같이 달랑달랑 매달려 있는 것, 빈대떡처럼 납작하게 점막에 붙어 있는 것 등 모양이 다양합니다. 크기도 2~3mm밖에 되지 않는 작은 것으로부터 20~30mm에 이르는 큰 것까지 있습니다.

잘라낸 용종은 정확한 진단을 위해서 병리조직검사를 하는데 그 결과에 따라 크게 선종성 용종과 비선종성 용종으로 나뉘어집니다.

1) 선종성 용종(Adenomatous Polyp)

대장용종을 대장암의 씨앗이라고 부르지만 모든 용종이 다 그런 것은 아니고, 바로 선종성 용종, 즉 선종이 대장암의 전구병변입니다. 선종은 전체 용종의 70% 정도를 차지하고 있습니다. 선종성 용종은 생긴 모양에 따라 아래와 같이 다시 분류를 하는데 각 종류에 따라 암 연관성에 차이가 있습니다.

(1) 관상 선종(Tubular Adenoma)

현미경으로 관찰할 때 종양세포가 관 모양으로 배열이 되어있다는 의미에서 붙여진 이름입니다. 암 연관성은 5% 정도로 알려져 있습니다. 전체 선종 중 90% 정도가 이에 속합니다.

그림3. 대장용종 절제 장면

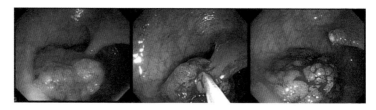

(2) 융모상 선종(Villous Adenoma)

종양세포가 융모 모양으로 배열되어 있는 선종입니다. 암 연관성이 매우 높아 약 25~35% 정도 되는 것으로 알려져 있으나, 다행히도 전체 선종의 3% 정도에 불과합니다.

(3) 관상융모상 선종(Tubulovillous Adenoma)

관상 선종과 융모상 선종의 혼합형태를 보이고 있는 선종을 말합니다. 암 연관성은 10~20%이며 전체 선종 중 약 5~6%를 차지합니다.

(4) 톱니모양 선종(Serrated Adenoma)

전체 선종의 1% 미만에 불과할 정도로 드물게 나타나는 선종이지만 암 연관성이 매우 높은 종류이기 때문에 주의를 요합니다. 형태적으로는 선종과 과증식성 용종이 섞여 있는 모습을 보입니다.

암 연관성이 높은 선종이 발견됐을 때는 비록 제거를 한 후에도 좀더 신경을 써서 대장내시경 추적검사를 받으시는 것이

그림4. 용종 절제 장면

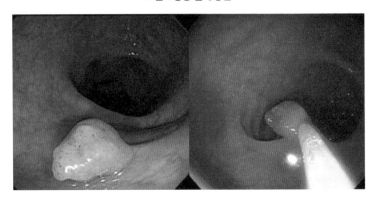

그림5. 발견한 대장용종을 자르기 위해 올가미를 펼친 모습

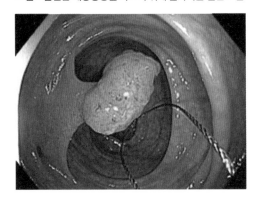

좋습니다. 따라서 선종 중에서도 융모상 혹은 관상융모상 선종이나 톱니모양 선종을 제거한 경우엔 최소 1년 뒤에는 다시 한번 대장내시경검사를 받아보시기 바랍니다.

2) 비선종성 용종(Non-adenomatous Polyp)

대장용종의 30% 정도를 차지하고 있습니다. 이에는 과증식성 용종, 염증성 용종, 과오종 등이 속해 있습니다. 통상 대장암과의 연관성이 거의 없는 것으로 알려져 있습니다. 그렇기 때문에 반드시 절제해야 할 필요는 없습니다. 그러나 육안적으로 선종성 용종과 비선종성 용종이 쉽게 구분되는 것이 아니기 때문에 일단 대장용종이 발견되면 최대한 절제를 해서 조직검사로 확인하는 것이 원칙입니다.

대장용종! 내 배 속에 얼마나 있을까?

혹시 귀하의 배 속에 대장암의 씨앗이라는 대장용종이 있는지 없는지, 있을 가능성은 과연 얼마나 되는지 궁금하지 않으신가요?

어떤 분들은 말합니다.

"난 소화도 잘 되고, 변도 잘 보니까 대장용종 같은 것관 전혀 관계가 없을 거야." 그러나 이런 분일수록 검사를 해보면 대장용종이 발견되는 경우가 많습니다. 우연일 수도 있겠지만 이런 분은 검사를 미루다 해서 그런 건지도 모르겠습니다. 그렇다면 과연 귀하께 대장용종이 발견될 가능성은 얼마나 될까요? 기쁨병원에서 대장내시경검사를 받은 7,236명을 대상으로 결과를 분석해 보았습니다. 아래의 도표를 함께 보시죠.

표1. 대장용종 발견율

어떠세요?

대장용종 발견율이 생각보다 많이 높지 않은가요?

40대 남성이면 약 50%, 즉 2명 중 1명에서 대장용종이 발견되는 셈이고, 50대에선 5명 중 3명에서 대장용종이 발견되는 것이니까요.

조금 더 중요한 통계를 보여 드리겠습니다.

대장용종엔 크게 비선종성 용종과 선종성 용종선종, adenoma, adenomatous polyp이 있는데 둘 중에서 선종성 용종이란 것이 대장암으로 진행될 가능성을 갖고 있다고 말씀 드렸습니다. 그래서 대장암으로 진행될 가능성을 가지고 있는 선종성 용종, 즉 선종의 발견율을 확인해 보는 게 사실 더 중요합니다. 다음은 바로 대장암의 씨앗인 선종의 발견율이니까 한번 자세히 살펴보십시오.

표2. 선종 발견율

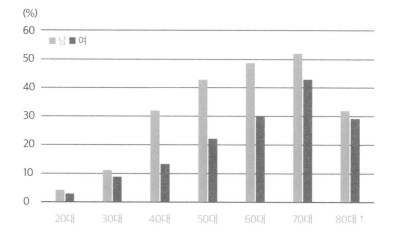

어떻습니까?

선종도 꽤 많이 발견되지요?

대략 대장용종 발견율의 2/3 수준입니다. 다시 말해, 발견되는 대장용종 3개 중 2개가 선종인 셈이지요.

나이별로 보면 40대 남성에서 약 33%, 그러니까 세 명 중 한 명은 대장암의 씨앗을 자신의 대장 속에 키우고 있다는 결과입니다. 뿐만 아니라 선종 발견율은 50대, 60대, 70대로 올라가면서 함께 상승됩니다. 이들 선종이 대장암으로 진행될 가능성을 가지고 있는 것들이니까 보통 일이 아닌 셈이지요. 그래서 대장내시경검사가 매우 중요한 것입니다. 선종이건 비선종성 용종이건, 대장용종을 제거하려면 대장내시경검사를 꼭 해야 하니까요.

혹시 위 통계를 본 여성들 중에서, "알고 보니 남성들보다 훨씬 대장용종이 적게 생기네."라면서 안심을 넘어 관심을 접는 분들이 있을까 걱정됩니다. 그러나 우리나라 여성들에겐 갑상선암, 유방암 다음으로 대장암이 많이 발생한다는 사실을 아셔야 합니다. 다시 말해, 여성에서는 국민 암이라고 말할 수 있는 위암보다도 대장암이 더 많이 생깁니다. 그러니까 여성분들도 꼭 대장내시경검사를 하셔서 선종을 미리미리 제거하는 것이 좋습니다.

대장용종을 더 잘 발견하려면

    대장암의 씨앗이라는 대장용종! 어떻게 해야 놓치지 않고 최대한 발견할 수 있을까요?

    첫째, 장 청소가 깨끗하게 되어 있어야 합니다.

    장 청소가 잘 되어 있으려면 검사 전 음식에 주의를 기울여야 합니다. 2~3일 전부터는 가능하면 작은 씨 있는 과일들, 즉 참외, 수박, 포도 등과 생쌀, 검은 쌀, 깨 등은 무조건 피하셔야 합니다. 그리고 길고 두툼한 섬유질을 가진 채소, 즉 콩나물, 고사리, 열무 김치, 시래기 등도 피하시는 게 좋습니다.

또 세척력이 좋을 뿐더러 마시기도 좋은 대장내시경 약을 잘 선택해서 복용법에 따라 충실하게 잘 드시고 청소를 깨끗이 해내는 것이 용종을 빠짐없이 찾아내기 위한 가장 중요한 준비입니다.

둘째, 성실하게 꼼꼼히 잘 봐주는 의사를 만나야 합니다. 많은 검사경험도 필수입니다. 아무리 성격이 꼼꼼해도 경험이 많지 않으면 실수를 할 수 있고, 아무리 경험이 많아도 꼼꼼하게 보지 않는다면 역시나 결과가 좋지 않겠지요.

셋째, 내시경 장비도 좋아야 합니다. 해상도가 떨어지는 장비로는 아무리 의사가 실력이 좋고 꼼꼼해도 작은 것들까지 다 찾아낼 수가 없습니다. 시력이 좋아야 잘 보는 것과 같습니다.

따라서 이런 모든 조건들이 잘 갖추어진 상태에서 검사를 받아야 대장내시경검사 소기의 목적을 이룰 수 있습니다. 즉 대장용종을 빠뜨리지 않고 발견해 제거함으로써 대장암을 예방할 수 있습니다.

대장용종! 잘 생기는 체질이 있다

대장용종은 동물성 지방을 자주 섭취하고, 술 담배를 많이 하시는 분들에게 잘 생긴다고 알려져 있습니다. 많은 분들을 대상으로 조사해보면 이와 동일한 결과가 나올 것이 틀림이 없습니다. 그러나 각 개인의 입장에서 생각하면 이야기가 많이 다릅니다.

대장용종이 발견되었다고 말씀을 드리면 깜짝 놀라는 분들이 종종 있습니다. 자신은 절대 그런 게 생길 리 없다고 생각하고 있었다는 것이지요. 오히려 매일 육식과 음주를 하고 흡연을 하는 남편은 용종이 없는데, 왜 훨씬 건전하게(?) 생활하는 자신에게 용종이 있느냐고 약간은 억울한 듯이 말씀하시는 분들도 있고요. 그런 분껜 "매일 채식만 하는 스님들도 용종이 생길 수 있다."고 말씀을 드립니다.

　제 경험으로 보면 대장용종 발생의 가장 큰 원인은 체질입니다. 씨가 뿌려진 밭에선 아무리 가물어도 '가물에 콩 나듯'이라도 용종이 생기지만, 씨가 뿌려지지 않은 밭엔 아무리 거름과 물을 줘도 싹이 돋아나지 않는 것이지요. 단 여기서 거름과 물은 육식과 술 등을 의미합니다. 극단적으로 말씀 드려서 매일 술 담배를 하고 붉은 고기를 마음껏 드셔도 용종 체질이 아닌 분은 대장용종이 안 생길 수 있다는 뜻이지요. 어찌 보면 복 받은 체질이라고 볼 수도 있겠고, 또 다르게 보면 절제에 신경을 쓰지 않게 해 다른 성인병이 잘 생기게 할 수도 있으니 그 반대라고 볼 수도 있겠습니다. 이런 체질은 부모에게서 유전적으로 물려받는 경우도 있지만, 자신에게만 독특하게 나타날 수도 있습니다. 문제는 내가 대장용종이 잘 생기는 체질인지 아닌지는 대장내시경검사를 받아보기 전에는 알아낼 방법이 없기 때문에 체질을 핑계로 검사를 기피하시면 안됩니다.

대장용종은 이와 같이 체질과 가장 밀접하기 때문에 용종을 절제한 분들은 음식과 생활습관에 과도하게 신경을 쓸 게 아니라, 정기적인 검사를 받는 일에 집중하시는 것이 좋습니다. 아무리 용종이 많이 생겨도 암으로 진행되기 전에만 다 제거하면 어떠한 문제도 없으니까요. 다만 남들은 한 번 검사해도 될 때, 두 번쯤 검사를 해야 한다는 번거로움만 감수하시면 됩니다.

　대장용종이 잘 생기는 체질이든 잘 생기지 않는 체질이든 대장암 예방을 위해 가장 중요한 것은 정기적인 대장내시경검사를 빠짐없이 받는 것이라는 점을 우리 모두 기억하면 좋겠습니다.

대장용종 제거, 어떻게 하나?

반복해 말씀 드리지만 발견된 대장용종은 대장암 예방을 위해서라도 반드시 다 제거해야 합니다. 대장용종 중에서도 70% 정도를 차지하는 선종성 용종, 즉 선종만이 대장암으로 발전해 가지만, 조직검사를 하기 전에는 정확하게 선종인지, 비선종성 용종인지 구분하기가 쉽지 않을 때가 많기 때문입니다. 다행히 거대용종을 제거하기 위한 점막하박리절제술을 제외한 대부분의 대장용종 제거는 비교적 간단하게 실시할 수 있습니다.

대장용종은 크든 작든, 시간과 비용의 이중적인 낭비를 막고 불편감도 반복해서 겪지 않도록, 가능하면 발견한 즉시 그 자

그림6. 대장용종제거

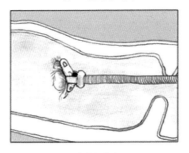

펀치로 제거

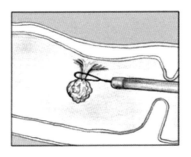

올가미로 제거

리에서 one stop으로 절제하는 것이 바람직합니다.

용종은 내시경 스코프 속에 있는 작은 통로를 통해 펀치겸자나 올가미를 집어넣어서 제거합니다. 대장점막은 통각

그림7. ESD시술 전(좌)과 후(우)

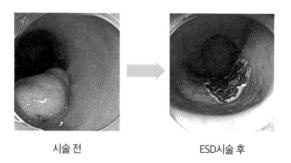

시술 전   ESD시술 후

신경이 없기 때문에 용종을 제거하는 과정이나 제거 후에 통증
이 전혀 느껴지지 않습니다.

1) 펀치겸자를 이용한 대장용종절제술(Punch Polypectomy)

펀치겸자는 영어로 punch forceps이라고 부릅니다. 쉽게 집
게라고 생각하면 됩니다. 이 작은 집게로 용종을 잡은 후 뜯어
냅니다. 그러나 펀치겸자를 사용할 경우 대장용종의 일부가 남
을 위험이 많기 때문에 아주 작은 용종을 절제할 때만 국한해
서 사용하는 것이 좋습니다. 일반적으로 펀치겸자는 용종을 완

전하게 절제하기 위한 목적보다는 암이나 염증이 의심될 때 일부 조직을 떼어내서 조직검사를 하기 위한 목적으로 사용하는 경우가 많습니다.

2) 올가미를 이용한 대장용종절제술(Snare Polypectomy)

올가미는 영어로 snare라고 합니다. 아주 가는 철사로 만들어진 올가미로 용종의 목 부위를 잡아 조인 후 전기를 통해 잘라냅니다. 요즘은 전기를 사용하지 않고 올가미를 세게 조여서 잘라내는 cold snare polypectomy가 더 많이 시행되고 있습니다. 작은 용종으로부터 크기가 1cm가 넘는 용종까지 대부분의 용종은 올가미를 사용해 잘라낼 수 있습니다. 그러나 1cm 이상의 큰 용종을 잘라낼 경우 자칫 장천공이나 출혈의 위험이 있기 때문에 경험 많은 의사의 주의 깊은 시술이 필요합니다.

3) 점막하박리술(ESD, Endoscopic Submucosal Dissection)

대장용종이 2cm 이상으로 크거나, 점막에 빈대떡처럼 퍼져

넓적하게 붙어 있거나, 대장용종의 일부에 이미 미세한 암 진행이 의심되는 경우에는 내시경을 통한 수술인 점막하박리술을 실시합니다. 점막하박리술 과정에서 얇은 장벽에 천공이 생기지 않도록 최대한 주의를 하는 동시에, 대장용종의 일부에 미세 암이 이미 존재할 가능성을 고려해 용종의 조직을 남김없이 충분히 제거하는, 두 가지 상충될 수 있는 목표를 잘 충족시켜야 합니다.

성공적인 점막하박리술을 위해서는 많은 경험을 가진 시술 의사와 ESD용 특수 내시경 장비의 구비가 필수적입니다.

이래저래 기쁜 대장내시경검사

    약 먹기가 힘들어 망설여지던 대장내시경검사. 혹시 큰 병이 있으면 어쩌나 하고 검사 받기 전부터 염려되는 검사. 그러나 대장내시경검사는 하고 나면 항상 기쁜 검사입니다. 옛날 이야기 중에 우산 장사와 얼음과자 장사를 하는 두 아들을 둔 두 어머니 이야기가 있죠. 한 어머니는 비가 오면 얼음과자 장사를 하는 아들 걱정, 날이 맑으면 우산 장사하는 아들 걱정으로 밤낮 걱정이 끊이질 않는데, 다른 한 어머니는 비가 오면 우산장사 아들 때문에 기쁘고, 해가 쨍쨍 쬐는 날이면 얼음과자 장사하는 아들 때문에 기뻐한다는 이야기이지요.

대장내시경검사 결과를 설명 드리다 보면 이 이야기가 종종 떠오릅니다. 어떤 분은 정상으로 나왔다고 하면 고생하며 괜히 했다는 표정을 짓는 반면에 '감사합니다'를 연발하며 기뻐하는 분도 있습니다. 그러나 일반적으로는 용종을 발견해서 잘라냈다고 말씀 드리면 거의 모든 분들이 심각해 하십니다. 그래서 특히 염려가 많은 분께는 이렇게 말씀 드립니다.

"용종을 잘라낸 것은 대장암을 예방한 것이니까 걱정할 일이 아니라 기뻐할 일입니다."

그러면 대부분 금새 얼굴이 밝아지는 것을 보게 됩니다.

그렇습니다. 대장내시경검사는 기쁨을 주는 검사입니다. 정상이면 자신이 건강하다는 것을 확인한 기쁨, 용종을 잘라냈으면 대장암을 예방한 기쁨!

간혹 암이 발견되는 분도 있습니다만, 이런 분들도 사실은 불행 중 다행이라고 생각하시는 게 어떨까요? 그래도 검사를 했기에 발견했으니까 이제 최선을 다해 치료를 하면 되니까요. 다행히 의술이 발전하면서 대장암 수술결과도 나날이 좋아지고 있고요.

III
대장내시경,
망설이는 이유

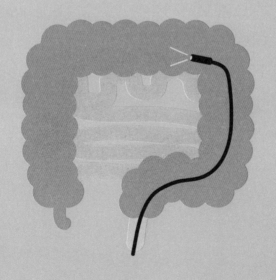

대장내시경검사, 왜 두려워할까?

　말씀 드렸듯이, 대장내시경검사가 대장암을 조기 발견하는 역할을 넘어 대장암을 예방하는 핵심적인 수단입니다.

　그러나 안타깝게도 대장내시경 수검률은 전체적으로 30% 수준에 머물러 기대에 훨씬 못 미치고 있습니다. 이는 우리나라에 국한된 현상이 아니라 미국 유럽 등에서도 마찬가지입니다.

　그 이유는 무엇일까요?

　바로 대장내시경검사가 고통이 많은 매우 힘든 검사로 인식되어 있기 때문입니다.

　또한 '대장내시경검사의 특별한 의미'가 아직 널리 알려져 있지 않다는 점도 한 원인입니다. 그저 여러 검사 중의 하나로 인식이 되어 있기 때문에, 그 가운데에서도 어렵다고 하는 대장내시경검사를 반드시 받아야겠다는 의지가 부족한 것입니다.

대장내시경검사의 고통은 단계별로 크게 세 가지로 구분할 수 있습니다.

첫째는 검사 전 고통입니다. 이는 검사가 있기 며칠 전부터 해야 하는 식사 제한 과정에서 겪는 어려움과, 대장을 깨끗이 씻어내기 위해 마시는 대장내시경 약에 의한 어려움입니다.

둘째는 대장내시경검사를 받는 과정에서 겪게 되는 복통입니다. 구불구불한 형태로 되어 있는 장 속에 빳빳한 내시경줄 즉 내시경 스코프를 집어 넣는 과정에서 장이 뒤틀리고 땅겨지면서 심한 통증이 유발될 수 있습니다.

셋째는 검사가 끝난 후에도 여러 시간 동안 겪게 되는 복부 팽만감과 복통입니다. 이런 불편이 오는 이유는 검사 과정에서 장 속을 펼쳐 보기 위해 주입하는 공기가 방귀로 배출될 때까지 장 속에 남아 있기 때문입니다.

이렇게 단계별로 겪게 되는 고통이 사람들의 입에서 입으로 전해지면서 대장내시경검사는 힘든 검사로 널리 각인되어 있습니다.

대장내시경검사가 기피되는 이유는 이들 고통 외에도 검사 과정에 대한 불신도 한몫을 하고 있습니다. 즉, 다른 사람의 장속에 들어갔던 대장내시경 스코프를 통한 감염이 되지 않을까, 대장내시경 중에 장천공이 발생하지는 않을까, 혹은 수면내시경을 하다 혹시 깨어나지 못하는 것은 아닌가 하는 염려를 하는 분들도 많이 있습니다.

대장내시경검사의 중요성을 생각할 때, 이런 두려움과 불신감들이 존재한다는 것은 매우 안타까운 일로 적극 해소될 필요가 있습니다.

대장내시경검사 전의 고통

대장내시경검사를 위해서는 장 청소가 깨끗이 되어 있어야 합니다. 그래야 작은 용종도 빠짐없이 발견해 제거할 수 있기 때문입니다.

사실 위내시경검사도 위 속이 깨끗이 비워져 있도록 검사 8시간 전부터 금식을 하는 게 일반적입니다. 그러나 대장은 안타깝게도 수일간 금식을 한다고 해도 이것만으로는 장 속이 깨끗하게 비워지지가 않습니다. 따라서 물리적인 방법을 통해 장을 씻어 내야 합니다.

과거엔 대장검사를 하려면 며칠 동안 아침 저녁으로 비눗물

관장Soap surd enema, SS enema을 해야만 했습니다. 항문을 통해 손가락 굵기의 고무 호스를 되도록 깊숙이 집어 넣고 호스에 연결된 스텐 통에 2L가량 되는 비눗물을 넣어 높게 매달면 수압에 의해 비눗물이 호스를 통해 장 속으로 주입이 되고 자극을 받은 장이 연동 운동을 일으켜 장 내용물을 배출함으로 장 속을 씻어내게 되는 것입니다. 이런 처치를 최소 3일 정도 하게 되는데 아마도 지금 그런 처치를 한다면 인권 침해로 고소를 당할 수도 있겠다는 생각이 들 정도입니다.

다행히 1980년대에 들어서면서 장을 씻어낼 수 있는 삼투성 하제를 경구 복용하는 방법들이 등장했습니다. 이는 과거의 비눗물 관장에 비하면 매우 교양 있고 편한 방법입니다. 그러나 안타깝게도 경구 복용하는 대장내시경 약도 또 다른 어려움을 갖고 있습니다.

2018년도부터 대장내시경검사가 국가 암 검진 항목에 추가되었습니다. 그럼에도 불구하고 막상 대장내시경검사의 수검률은 대상자의 45.4%에 불과해 기타 위암검진인 위내시경검사 수검률 72.8%에 비해 27.4%나 낮은 것으로 나타났습니다. 여러 원인이 있겠지만 대장내시경검사를 기피하는 분들의 2/3

가 대장내시경 약을 마시는 것이 두려워서라고 응답했다는 보
도가 있습니다.

이런 문제는 우리나라에만 국한된 것이 아닙니다. 1996
년 장정결에 관한 연구논문 56편을 체계적으로 분석 관찰한
McLachlan 등은 '사람들이 대장내시경검사를 기피하는 가장
큰 이유는 바로 대장내시경 약 복용의 어려움 때문'이라는 사
실을 확인했습니다. 사실이 이러하기 때문에, 국가 암 검진 사
업에서도 대장내시경검사 과정에 대한 거부감을 줄이기 위해
기존보다 불편감이 덜한 적은 양의 대장내시경 약을 사용할 수

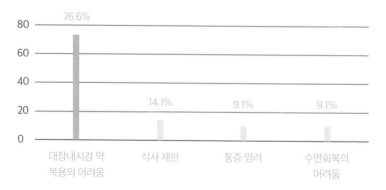

표3. 대장내시경검사를 기피하는 이유

있도록 할 예정이라고 밝혔습니다.

대부분의 기존 대장내시경 약이 3~4L에 달할 정도로 많은 양의 약과 물을 마셔야 되며, 찝찔하고 비릿한 맛도 매우 거북한 것이 사실입니다. 또한 검사 3일 전부터 엄격하게 제한하는 식사로 인해 검사 당일 공복혈당이 평소의 공복혈당에 비해 10mg/dL 이상 감소하기 때문에 심한 배고픔을 느끼는 분들이 많으며, 거의 모든 대장내시경 약이 채택하고 있는 분할 복용법 때문에 검사 전날 거의 잠을 못 자는 분들도 많습니다.

근래 들어 총 복용량을 2L까지 줄인 대장내시경 약이 등장했지만 거북한 맛 문제는 여전하며, 맛 문제를 해결하기 위해 개발된 알약 형태의 대장내시경 약들은 물을 3L 이상 마셔야 하기 때문에 총 복용량이 너무 많다는 문제를 여전히 갖고 있습니다.

그러나 이런 여러 가지 문제들을 상당 부분 개선한 새로운 대장내시경 약이 최근 국내에서 개발돼 기대를 모으고 있습니다. 이 이야길 포함한 대장내시경 약 문제는 'IV. 대장내시경, 편하게 받기'에서 좀더 자세히 설명 드리겠습니다.

대장내시경검사 도중의 고통

    과거의 대장내시경검사실은 흡사 고문실과도 같았습니다. 내시경 스코프를 삽입하려다 보니 장이 심하게 땅겨지고 꼬여져서 이만저만한 고통을 주는 게 아니었습니다. 게다가 고통을 호소하는 환자와 잘 들어가지 않는 내시경 사이에서 곤혹스러워하기 일쑤인 의사는 내시경실 분위기를 더욱 살얼음판처럼 만들곤 했었습니다.

    위나 장 속에 손가락 굵기의 빳빳하고 긴 줄을 넣는다는 것은 고통을 주는 시술입니다. 과거 전공의 시절, 식사를 거의 못하는 어르신에게 호스로 음식을 공급해 드리기 위해 코를 통해 보들보들하고 가느다란 비위관을 위 속으로 삽입해 드린 적이 있습니다. 이분이 너무 힘들어하며 계속 구역질을 해서 거의 사투를 벌이다시피 하고 있는데 "이 영감이 젊은 시절 나를 너무 애먹이더니 고소하다."며 간병하던 할머니가 깔깔대며 웃던 모습이 기억납니다.

하물며 내시경 줄은 흔히 콧줄이라고도 불리는 비위관과는 비교가 되지 않을 정도로 굵고 빳빳합니다. 그러니 이런 내시경줄 즉 내시경 스코프가 입을 통해 식도를 거쳐 위로 넘어갈 때 반사적으로 나오는 구역질의 느낌은 말로 표현하기 쉽지 않습니다. 하지만 위내시경은 그래도 할만합니다. 불과 몇 분만 구역질을 참으면 되니까요.

대장내시경은 많은 분들께 차원이 다른 고통을 줍니다. 반듯하게 직진 주행을 하면 목적지인 위 속으로 들어가는 위내시경과는 달리 대장내시경은 꼬불꼬불 골목길을 돌고 돌아 나아가야 목적지인 대장의 시작점에 도달하기 때문이지요. 빳빳하고 굵은 내시경 스코프로 꼬불꼬불한 대장 속을 헤집고 들어가는 과정에서 장이 심하게 땅겨지고 꼬이는 현상들이 수시로 나타나며 이때마다 극심한 복통이 유발됩니다. 더구나 상대적으로 좁은 대장 속에 스코프를 삽입하기 위해서는 계속 공기를 불어넣어주어야 합니다. 장이 펼쳐져야 앞길이 보이기 때문입니다. 또한 볼록볼록 굴곡진 튜브 모양의 대장 속에 있는 작은 용종들을 빠짐없이 찾기 위해서도 공기를 불어넣어 장을 계속 부풀려 주어야 합니다. 이렇게 장이 빵빵하게 부푸는 것도 고통을 가중시킵니다.

이렇게 고통이 심한 대장내시경검사이기 때문에 수면내시경 방법이 도입되기 이전엔 정말 큰 맘 먹지 않으면 하기 힘든 검사였지요.

다행히 20여 년 전부터 수면내시경 방법이 도입되기 시작하면서 이런 것들도 다 옛날 얘기가 되어 가고 있습니다. 그러나 아직도 가수면 내시경이니 의식하 진정내시경이니 하는 이상한 얘기를 하며 불완전한 수면내시경검사를 하는 경우들이 있습니다. 검사 받는 동안 너무 깊이 잠이 들면 장천공 위험이 높다는 근거 없는 말을 하면서 말입니다.

　아직도 수면내시경에 대해 잘못 알려진 이야기들과 안전하게 수면내시경검사를 받는 방법들에 대해 'Ⅳ. 대장내시경, 편하게 받기'와 'Ⅴ. 대장내시경, 안전하게 받기'에서 자세히 말씀드려보겠습니다.

대장내시경검사 후의 고통

우리는 흔히 대장내시경 약을 복용하는 어려움과 대장내시경검사 중에 발생하는 여러 문제들에 대해서만 걱정을 하는데 실은 검사가 끝난 후에도 지속되는 고통이 있습니다. 그건 바로 심한 복부 팽만감이 가라앉을 때까지 배가 뒤틀리는 복통입니다.

이유가 무엇일까요?

바로 대장내시경검사 중에 장 속에 불어 넣은 공기 때문입니다. 내시경 장비에는 에어 펌프가 장착되어 있어 내시경 스코프에 있는 작은 통로를 통해 실내 공기를 검사하는 내내 수

시로 장 속에 공급해 줍니다. 검사 중에 왜 장 속에 공기를 불어 넣어야 되는지는 앞에서 설명을 드렸습니다. 다시 한번 말씀 드리자면, 내시경 스코프가 들어가는 길을 열어주기 위해서 장을 펼쳐주어야 하는데, 장 속에 생긴 용종을 비롯한 작은 병소들을 빠짐없이 찾아내기 위해서도 장을 한껏 펼쳐주어야 합니다. 이렇게 불어 넣는 공기가 평균 8~12L 정도가 됩니다. 이는 평소 대장 속 가스의 양이 200mL 정도 된다는 것을 생각할 때 어마어마한 양입니다.

문제는 이때 불어 넣은 공기가 흡수가 되거나 곧바로 배출이 되지 않는다는 것입니다. 대기는 질소 78%, 산소 21%, 기타 1%로 구성되어 있는데 안타깝게도 질소와 산소는 장점막을 통해 전혀 흡수가 되지 않습니다. 따라서 검사 중 불어 넣은 공기가 배출될 수 있는 통로는 오로지 항문밖에 없습니다. 즉 방귀를 통해 배출되어야 합니다.

그러나 이 많은 양의 공기가 방귀로 다 배출되기까지 많은 시간이 걸리기 때문에 오랫동안 심한 팽만감과 가스를 배출하기 위한 복통에 시달리게 됩니다.

다행히 최근에 이 문제에 대한 해결책도 나왔습니다. 바로 장점막을 통해 쉽게 흡수되는 동시에 인체에 무해한 가스인 이산화탄소 가스를 실내공기 대신 장 속에 불어 넣으며 검사를 받는 방법입니다. 이제 이산화탄소를 사용하는 위 대장내시경 검사를 받으시면 검사 후 겪던 고통에서 벗어날 수 있습니다.

대장내시경검사를 망설이게 하는 또 다른 걱정들

　대장내시경에 대한 두려움을 갖게 하는 것은 앞서 말씀 드린 세 가지의 고통만이 아닙니다. 그들 외에도 내시경 스코프를 통한 감염과 수면내시경검사의 후유증에 대한 염려, 장천공에 대한 염려 등이 있습니다. 이런 염려들이 전혀 근거가 없는 것은 아니지만 제대로 원칙을 지키며 검사를 하는 경우 거의 발생하지 않거나 매우 드물게 발생하는 것들입니다.

　이런 염려를 하지 않고 대장내시경검사를 받으려면 어떤 주의를 해야 하는지에 대해 'V. 대장내시경, 안전하게 받기' 부문에서 구체적인 설명을 드리겠습니다.

IV
대장내시경,
편하게 받기

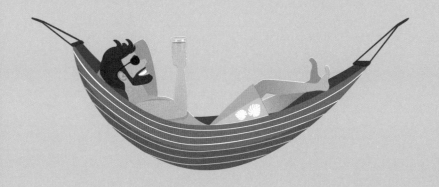

고통이 전혀 없는
대장내시경검사를 받고 싶으신가요?

전혀 고통 없는 대장내시경검사가 가능할까요?

당연히 가능합니다. 그렇다면 어떻게 그런 검사를 받을 수 있을까요? 그것도 아주 쉽습니다. 고통을 느끼지 않게 검사해 주는 병원을 찾으시면 됩니다. 이를 위해 딱 세 가지만 확인해 보시기 바랍니다.

첫째, 어떤 대장내시경 약을 사용하는지를 확인해 보십시오. 대장내시경 약은 대장내시경검사 전 장을 깨끗이 청소하기 위해 복용하는 약입니다. 사실 많은 분들은 대장내시경검사 자체보다도 대장내시경 약에 대한 두려움 때문에 대장내시경을 기피합니다. 그래서 제약 회사들에서도 복용의 편의성을 높인 대장내시경 약을 개발하기 위해 노력하고 있어서 근래엔 일부 개선된 약들이 나와 있습니다. 그러나 대장내시경 약은 전문의약품이라서 검사 받는 분들이 여러 약 중에서 선택할 수 있기보다는 병원마다 사용하는 약이 이미 정해져 있는 경우가 많습니다. 따라서 편한 대장내시경검사를 받으시려면 그 병원에서 어떤 대장내시경 약을 사용하고 있는지 미리 확인해보시는 것이 좋습니다.

둘째, 완전한 수면내시경검사를 하고 있는지 확인해 보십시오. 수면내시경검사를 하는 일부 병원들에서는 굳이 '의식하진정내시경'이니 '가수면 내시경'이니 하는 용어를 쓰면서, 깊은 잠이 들면 장천공 위험이 있다는 등의 사실과 다른 말로 환자분들께 설명을 합니다. 그러나 이런 가수면 내시경은 깊은 잠 대신 약간 몽롱한 상태에서 대장내시경검사를 받는 것이기 때문에 복통을 상당 부분 느낄 수밖에 없습니다.

따라서 고통이 전혀 없는 검사를 받기 원하신다면 가수면 내시경이 아니라 완전한 수면 즉, 숙면내시경검사를 해드리는 병원을 찾으시는 게 좋습니다.

셋째, 이산화탄소 대장내시경검사를 하고 있는지 확인해 보십시오. 대장 속을 샅샅이 검사하기 위해서 검사하는 내내 장속에 공기를 불어 넣어주면서 대장내시경검사를 하게 됩니다.

그러나 아직도 많은 병원들에서는 실내 공기를 장 속에 넣어주면서 검사를 진행합니다. 문제는 실내 공기를 구성하고 있는 산소나 질소 등은 장점막을 통해 거의 흡수가 되지 않기 때문에 장 속에 팽팽하게 넣은 이들 공기는 다시 항문을 통해 방귀로 배출되는 길밖에 없습니다. 그래서 검사가 끝난 후 수 시간동안 심한 팽만감과 복통을 느끼게 됩니다. 그래서 등장한 것이 이산화탄소 가스를 사용하는 대장내시경입니다. 이들 의료용 이산화탄소 가스는 인체에 전혀 무해하며 이를 사용해 장을 팽창시키면 장점막을 통해 불과 15분 내로 흡수가 되기 때문에 방귀로 배출해야 할 필요가 없게 됩니다. 그래서 대장내시경검사가 끝나면 바로 복부 팽만감이나 복통을 거의 느끼지 않게 됩니다.

이런 이유 때문에 미국소화기내시경학회에서는 내시경검사 중 이산화탄소 가스를 사용할 것을 적극 권장하고 있습니다. 문제는 이런 이산화탄소 가스를 주입하기 위해서는 의료용 이산화탄소 가스는 물론 이를 주입하기 위한 특수 장비를 따로 구입해야 하는 비용 부담이 있기 때문에 아직은 모든 병원들에서 사용되고 있지는 않습니다.

정리해서 말씀 드리면, 다음과 같습니다.

첫째, 마시기 편한 대장내시경 약을 사용하는 병원인가? 둘째, 완전한 수면내시경으로 검사하는 병원인가? 셋째, 이산화탄소 대장내시경검사를 하는 병원인가?

이 세 가지만 잘 확인해보고 병원을 선택하신다면 고통이 전혀 없는 대장내시경검사를 받으실 수 있습니다.

용종 제거 소식에 눈물을 흘린 여성 분

    얼마 전 40대 중반의 여성 분이 대장내시경검사를 받았습니다. 1cm 가까이 되는 대장용종 2개가 발견돼서 절제해 드렸습니다.

    "검사 받으시길 참 잘 했습니다. 대장암은 대부분 이런 용종에서 시작이 되거든요. 요즘 대장암 환자 분들이 많은데, 참 안타깝지요. 미리 용종만 잘라냈다면 괜찮았을 텐데요."

    설명을 듣던 그 여성 분이 눈에 갑자기 눈물이 가득 고이더니 이내 흐느껴 울기 시작했습니다.

    갑작스런 일이라 좀 당황스럽기도 했지만, 무슨 사연이 있나

보다 하면서 잠시 기다릴 수밖에 없었습니다.

　잠시 후, 눈물을 그친 그 분이 말했습니다.

　"죄송해요. 제가 그만 눈물을 보였네요. 실은 작년에 남편이 대장암으로 생을 마감했어요. 남편에게 미리 검사해 보게끔 신경 쓰지 못한 게 아직도 너무 미안해서요. 약 먹는 게 힘들어 안 하겠다고 매번 피할 때 강제로라도 시켰어야 했는데."

　제가 드린 설명이 아픈 기억을 되살린 것 같아 미안한 생각이 들어서, "그러셨군요. 죄송합니다. 제가 괜한 말씀을 드린 모양입니다."라고 말씀을 드렸지만, 마음속으론 부인만이라도 암을 예방할 수 있게 돼서 다행이라는 생각이 들었습니다.

　국립 암 정보센터의 보고에 의하면 우리 몸에 생기는 암은 머리끝에서 발끝까지 수백 종류가 넘는다고 합니다. 이렇게 이름도 다 기억할 수 없는 수많은 암 중에서 진정한 의미의 예방이 가능한 암은 대장암뿐입니다. 대장용종만 절제하면 대부분의 대장암을 예방할 수 있는 것이지요.

　그럼에도 불구하고 대장내시경 약에 대한 두려움을 비롯해 이런저런 이유 때문에 대장내시경검사가 활성화되지 않아 이런 슬픈 이야기를 들어야 하는 것은 참으로 안타까운 일입니다.

원장님이 해결해 주셔야지요

요즘은 대부분 수면대장내시경검사를 받으시기 때문에 검사 중 통증을 표현하는 분들은 거의 없습니다. 20여 년 전만 해도 내시경실은 마치 전쟁터 같았는데 말입니다. 이렇게 전혀 통증 없이 검사를 해드리다 보니 때론 검사한 의사로서 의기양양한 기분이 들 때도 있습니다. 그런데 이게 웬일입니까? 생각지도 않게 많은 분들이 검사 후 너무 힘들었다고 하시는 게 아니겠습니까?

"아니, 힘드셨다니요? 검사 중에 혹시 아팠나요?"

"아니요, 그게 아니라 약 먹는 게 너무 힘들었어요. 밤새 토하고 설사하느라고……."

"네, 그러셨군요."

일단 검사 중에 아팠던 것이 아니라 안심은 되었지만, 이런 말을 들을 때면 변명 아닌 변명의 말씀을 드릴 수밖에 없었습니다.

"검사를 정확히 받으시려면 그 정도 불편은 참고 견디시는 수밖에요. 그래도 전보단 많이 좋아진 거예요."

대장내시경 약의 양을 더 이상 줄이면 장 청소 상태가 너무 나빠지기 때문에 정확한 검사가 불가능하다는 게 관련학회의 연구 결론이었습니다. 저 역시 뾰족한 방법이 없다고 생각한 게 사실이었습니다.

"그래도 원장님이 해결해 주셔야지요. 우린 원장님만 믿고 있는데."

오랜 세월 동안 여러 차례 검사를 해드리다 보니 이렇게 막무가내로 신뢰(?)해주시는 분들이 많이 있었습니다. 그러니 이분들을 탓할 수도 없고, 속으로 답답해하기만 하다가 어느 순간, '정말 이런 불편을 어쩔 수 없이 참고 견뎌야만 되는 것인가?'라는 질문이 제 머릿속에 자리잡았습니다.

그때부터 많은 방법들을 시도해 보게 되었고, 10여 년이 넘는 기간의 연구와 엄격한 임상시험 과정을 거쳐서 양도 적고 맛도 좋은 재복용 의사 98.4%의 새로운 대장내시경 약을 개발하게 되었습니다. 그러니 저를 막무가내로 신뢰해 주셨던 그분들이 저의 스승이고 새로운 대장내시경 약 개발의 일등공신이십니다. 그분들의 절절한 호소가 없었다면 새로운 약이 세상에 나오지 못했을 것이기 때문입니다.

요즘도 가끔 생각을 해보곤 합니다.

"이제 더 이상의 방법은 없을까?"

쉬운 대장내시경 약을 선택하자

많은 분들이 대장내시경검사를 기피하는 가장 큰 원인은 대장내시경 약에 대한 두려움 때문이라는 것이 McLachlan 등의 연구 결과로 확인되고 있습니다.

그렇다면 대장내시경 약 복용이 어렵게 느껴지는 이유는 무엇일까요? 그 답은 Sharara라는 의사의 연구 논문에서 확인할 수 있습니다.

① 장 청소 과정에서 가장 힘들어하는 것은 너무 많은 양을 마셔야 한다는 것입니다. 대부분의 기존 대장내시경 약은 약과 물

을 포함해서 총 2L 내지 4L를 마셔야 합니다. 알약도 예외는 아닙니다. 이렇게 많은 양의 약이나 물을 두 번에 나누어 짧은 시간 동안 집중적으로 마셔야 하기 때문에 결코 쉽지가 않습니다.

② 대부분의 대장내시경 약들의 맛이 고약하다는 것이 두 번째 지적 사항입니다. 맛있는 주스도 짧은 시간 내에 1~2L씩 아침저녁으로 마셔야 한다면 쉽지 않을 텐데, 역겨운 약물이나 맹물로 이렇게 많은 양을 마셔야 한다는 것은 고역입니다. 이런 이유 때문에 맛 문제만이라도 해결해보고자 개발된 알약 형태의 대장내시경 약들도 등장했습니다. 그러나 위 속에서 많은 알약들이 동시에 녹으면서 강한 자극성 용액이 만들어져 심한 구역 구토 등을 유발하기도 합니다.

③ 통상 검사 3일 전부터 시행하는 엄격한 식사 제한 때문에 검사 당일 공복 혈당이 지나치게 낮아져 심한 공복감을 느끼는 것을 많은 분들이 세 번째로 힘들어 합니다. 임상 시험결과 기존의 대장내시경 약들은 검사 당일 공복혈당이 평소의 공복혈당에 비해 10mg/dL 이상 낮아진다는 것이 확인되었습니다. 이

그림8. 검사를 위한 대장내시경 약 복용방법을 설명하는 모습

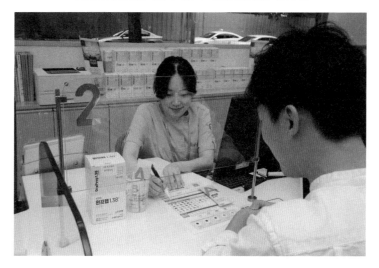

렇게 지나치게 낮아지는 혈당으로 인해 심한 공복감이 느껴지는 것이기 때문에 혈당 감소를 막아줄 수 있는 대장내시경 약이 필요합니다.

④ 대부분의 대장내시경 약은 전날 저녁과 검사 당일 새벽 두 차례로 나누어 복용하는 분할 요법을 채택하고 있습니다. 가장 큰 이유는 마셔야 하는 양이 너무 많아 한번에 다 복용하

기가 쉽지 않기 때문입니다. 한 자리에서 2~4L를 다 마셔야 하는 고통은 피할 수 있어서 다행이지만 그 대신 쉽지 않은 과정을 두 번씩이나 겪어야 하는 대가를 치러야 합니다. 또한 밤새 설사를 하게 돼 잠을 거의 못 자는 분들이 많습니다. 그 결과 장청소 과정의 힘든 점으로 많은 분들이 지목하는 네 번째가 바로 수면 부족입니다.

　이상에서와 같이 대장내시경 약 복용이 힘든 이유는 너무 많은 양, 역겨운 맛, 극심한 배고픔 유발 그리고 수면부족 때문입니다. 따라서 이런 어려움들을 감소시켜줄 수 있는 대장내시경 약을 잘 선별해 복용하는 것이 매우 중요합니다. 요구하십시오. 귀하는 편하게 검사 받을 권리를 갖고 계십니다.

약을 먹지 않고 하는 대장내시경, 가능한가?

대장내시경 준비를 위해 수십 가지의 대장내시경 약들이 사용되고 있습니다. 대장내시경검사 전 장 청소는 가장 힘든 과정이긴 하지만, 가장 중요한 과정이기도 합니다. 장 청소가 잘되어야 정확한 검사가 가능하기 때문입니다.

대부분의 대장내시경 약은 2~3L로 복용량이 많아 전날 저녁과 검사당일 새벽, 두 차례에 나눠서 복용하게 되어 있습니다. 근래 알약 형태의 대장내시경 약들도 사용되고 있습니다만 알약의 개수가 28~48알 정도 되고 함께 마셔야 하는 물의 양이 여전히 3L가 넘습니다. 최근에는 당일 새벽에 한 번만 복용하면 되는 적은 양의 대장내시경 약이 개발되기도 했습니다.

일부에서 '설사약을 먹지 않는 대장내시경검사'를 하기도 하는데, 사실은 직접 마시는 대신 위내시경을 통해 위 속에 대장내시경 약을 넣어주는 방법입니다. 기존의 대장내시경 약의 맛이 너무 역겨워 마시기가 힘들기 때문에 이미 삽입된 위내시경 스코프에 있는 통로channel를 통해 대장내시경 약을 넣어주는 방법이 고안된 것입니다. 그러나 위내시경검사가 끝난 후부터 다시 서너 시간 설사를 하고 나서, 내시경 실에 다시 들어가 대장내시경검사를 해야 하는 번거로움이 있고, 수면위내시경검사를 마무리하는 단계에서 넣어준 대장내시경 약을 잠이 덜 깬 상태에서 토하면서 흡인성 폐렴이 발생할 위험성 있어 관련 학회에서 적극 권장하는 방법이 아닙니다. 따라서 하더라도 매우 조심스럽게 시행되어야 하는 방법입니다.

대장내시경 약 복용을 쉽게 해주는 보조 음료

　물약이나 알약으로 된 대장내시경 약을 복용하고 추가로 물을 더 마시는 게 일반적인 복용법입니다. 즉 대장내시경 약 1~2L + 물 1L 혹은 대장내시경 약 28알 내지 48알 + 물 3L를 복용하게 됩니다.

　따라서 대장내시경 약 자체를 마시거나 삼키는 것도 힘들지만 추가로 1~3L의 맹물을 마시는 것도 큰 어려움입니다. 또한 섭취한 많은 양의 맹물이 정 점막을 통해 다량 흡수되면서 혈액 내의 전해질을 희석시켜 저나트륨혈증이라는 심각한 후유증이 발생되기도 합니다.

복용의 어려움을 덜기 위해 일부 병원에서는 맹물 대신 스포츠 이온음료를 마실 것을 권하기도 합니다. 그러나 스포츠 이온음료는 500mL당 최소 13g 이상 32g까지 다량의 당류를 포함하고 있어서 건강검진을 함께 받는 분들의 혈당을 지나치게 높이는 등 혈당검사에 큰 영향을 줄 수 있습니다.

이런 문제점을 해결하기 위하여, 마시기가 좋으면서도 혈당을 높일 위험이 적은 보조 성분의 제품이 개발되어 있습니다. 장운동을 원활하게 해주는 이런 보조 제품을 물에 타 마시면 장 청소의 효과도 높이며, 맹물보다 복용을 쉽게 해줘 구역, 구토 등의 부작용을 줄여줄 수 있습니다. 맹물을 마시는 게 힘든 분들은 변비 개선 효과도 있는 이런 보조 제품을 타서 복용하시길 권해드립니다.

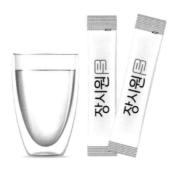

근래에 나온 대장내시경 약들, 뭐가 있을까?

대장내시경검사 자체의 고통들은 수면내시경 검사 방법과 이산화탄소를 사용하는 내시경검사법이 보편화되면서 거의 없어졌습니다. 그러나 아직도 완벽한 해결이 안 된 문제가 있다고 말씀드렸습니다. 바로 검사 전에 장 속을 깨끗이 씻어내기 위해 마시는 대장내시경 약의 어려움입니다. 얼마 전까지만 해도 총 3~4L를 마셔야 했고 맛도 상당히 거북한 게 사실이었습니다.

이런 문제를 해결하기 위해 근래에 새로운 대장내시경 약들이 개발되어 마시는 양을 2L까지 줄인 약들이 나왔을 뿐만 아니라 더 나아가 1.38L만 마시면 되는 약도 있습니다.

또한 맛을 개선하려는 노력도 이어지고 있어 물약 대신 정제형으로 만들어진 대장내시경 약들이 출시되었으며 상큼한 레몬주스 맛을 가진 물약도 나왔습니다.

근래에 나온 대표적인 약 몇 가지를 소개해 보겠습니다.

처음 소개할 약은 플렌뷰산이란 약으로 성분은 PEG3350 140g, ascorbic acid 7.54g, sodium ascorbate 48.11g, sodium sulfate 9g입니다. 총 복용량은 2L이고 이 중 1L를 검사 전날 저녁에 마시고 나머지 1L를 검사 당일 새벽 4~5시간 전에 마십니다.

다음으론 크린뷰올산이란 약이 있습니다. 성분은 PEG3350 160g, ascorbic acid 40.6g, sodium ascorbate 9.4g, sodium sulfate 18g으로 플렌뷰산과 구성성분은 같으나 각각의 함량에 차이가 있습니다. 총 복용량은 2L로 플렌뷰산과 복용법이 동일합니다.

다음은 알약 형태의 대장내시경 약들이 있습니다.

일인산염과 이인산염 성분으로 되어 있는 약들인데 넥스트론정, 아지콜론정, 크리콜론정, 크리콜론에스정 등의 제품명으로 출시되고 있습니다. 성분은 dibasic sodium phosphate anhydrous 398mg과 monobasic sodium phosphate monohydrate 1,102mg으로 되어 있는 알약 32알 혹은 265.3mg과 734.7mg으로 되어 있는 알약 48알을 1.92L의 물과 함께 복용하며 이 약 복용 전후와 중간에 충분한 물을 더 복용하도록 권장하고 있습니다. 따라서 최소 2.5L 이상의 물을 마시게 될 것으로 보입니다.

정제형 대장내시경 약으로 오라팡정도 있습니다. 성분은 sodium sulfate 31.5g, potassium sulfate 5.63g, magnesium sulfate 2.88g으로서 황산염 제제로 이루어져 있으며 모두 28알로 구성되어 있습니다. 검사 전 날 저녁에 14알을 적당량의 물과 함께 복용한 후 1L 정도의 물을 추가로 복용하고 검사 당일 새벽 4~5시간 전에 다시 동일한 과정을 반복하게 되어 있습니다. 이런 복용법으로 인해 실제로 이 약을 복용할 때 3L 이상의 물을 마시게 되는 것으로 알려져 있습니다.

마지막으로 소개할 약은 원프렙1,38산입니다. 주성분은 sorbitol 75.8g, ascorbic acid 10g, sodium picosulfate 20mg으로 레몬주스 맛이라 복용 편의성이 높으며 총 복용량은 물을 포함해 1.38L로 현재까지 나온 대장내시경 약 중에서 최소량입니다. 다른 대장내시경 약과는 달리 검사 당일 새벽 4~5시간 전에만 1회 복용하게 되어 있어 수면부족의 문제도 상당 부분 해소했다는 평가를 받습니다. 뿐만 아니라 혈당 감소폭도 3.9mg/dL로 대조약의 감소폭 10.8mg/dL보다 작아 배고픔도 덜 느끼게 해주는 것으로 알려졌습니다.

이외에도 현재 시중에는 40여 종류가 넘는 다양한 대장내시경 약들이 있지만 전문의약품이라서 의사가 처방한 대장내시경 약만 복용할 수 있습니다. 즉, 검사 받는 분들이 직접 특정 대장내시경 약을 선택할 수는 없습니다. 그래도 인터넷을 통해 대장내시경 약들에 대한 정보를 찾아 비교해보실 수는 있습니다.

최근에 복용 편의성을 개선하기 위한 약들이 새로 나왔지만 대장내시경 약 복용의 어려움을 당연히 감수해야 할 과정으로만 여기고 있는 일부 의사들의 무신경이 편한 대장내시경검사를 받는데 걸림돌들로 작용하고 있습니다. 검사 받는 분들의 적극적인 관심 표명과 요구가 있을 때 이런 걸림돌들이 하나하나 제거될 것입니다.

참고로, 현재 국내에서 사용 중인 대장내시경 약 목록을 제형별 총복용량 순서로 정리한 표가 책의 마지막에 삽입되어 있습니다. 참고하시기 바랍니다.

숙면 수면내시경으로 검사를 하자

검사 받는 분들의 비명 소리가 종종 들리던 대장내시경검사실이 1990년대 후반에 들어오면서 차차 조용해지기 시작했습니다. 대장내시경검사 중에 진정제 혹은 진통제를 주사해주는 방법들이 시작되었기 때문입니다. 그러나 당시만 해도 검사 받는 분들을 푹 잠들게 하는 것에 대한 우려가 많았습니다. 혹시라도 너무 많은 진정제가 투여됐는지 모니터링 할 수 있는 손쉬운 방법이 아직 없었고, 또 그런 경우에 대비한 효과적인 치료법도 아직 발달하지 않았던 것이지요.

그래서 의식하 진정 내시경검사니 가수면 내시경검

사니 하는 이름을 붙인 방법들이 사용되었습니다. 잠이 들 듯 말 듯한 몽롱한 상태에서 검사를 받는 것이지요. 그러나 이런 가수면 내시경검사로는 검사의 고통을 상당히 느낄 수밖에 없었습니다.

다행히 현재는 안전한 수면내시경검사를 할 수 있는 여건이 모두 마련되어 있습니다. 환자 분의 상태를 면밀히 모니터링 할 수 있는 간단한 의료 장비들이 이미 개발되어 사용되고 있고, 짧은 지속 시간으로 그때그때 안전하게 수면을 유도할 수 있는 진정제들도 개발되었기 때문입니다. 수면내시경검사 중 손가락에 끼우는 작은 모니터링 장치를 통해 호흡 상태를 계속 관찰하며 코로 산소를 공급하기 때문에 호흡이 극도로 억제되어 혈중 산소 농도가 위험 수준 이하로 저하될 위험은 거의 없습니다. 환자분의 호흡이 약해지는 기색이 있으면 초기에 바로 경고음이 울리게 되며 이 경우 산소 공급을 곧바로 늘리고 환자분의 턱을 조금만 당겨주어 호흡을 바로 개선시켜 주면 되기 때문입니다. 아주 드물게 진정제에 대한 과민반응으로 기도 수축이 일어나 호흡곤란이 생기는 분들이 있으나, 내시경실엔 상시 갖추어져 있는 기도 확장제를 주사하면 즉시 회복이 되기 때문에 이 또한 쉽게 해결될 수 있습니다.

아주 드물게 수면 상태에서 내시경검사나 수술을 하다가 사고가 발생했다는 뉴스를 접하는 경우가 있긴 합니다만, 제대로 된 모니터링 없이 방치한 상태에서 발생한 것이 대부분입니다.

따라서 검사 중 고통이 전혀 없는 대장내시경검사를 받고 싶으시다면 내시경검사 중 환자의 호흡 상태를 면밀히 모니터링하며 숙면 상태로 수면내시경검사를 하는 병원을 잘 선택하는 것이 중요합니다.

수면대장내시경검사, 너무 아파서 혼났어요

70대 후반의 남성분께 대장내시경검사를 해드렸습니다.

7mm 크기의 용종이 횡행결장에서 한 개 발견되어 절제를 해드렸습니다. 어머니가 1년 전 90세의 연세에 대장암으로 장이 천공되어 돌아가셨다며, 자신도 그런 일이 생기면 안 될 텐데 하고 염려를 하시길래 정기적인 검사를 해서 용종을 미리 발견해 절제해주면 대장암을 대부분 예방할 수 있다고 설명을 드렸더니 안심을 하시더군요. 그런데 옆에서 함께 설명을 듣던 부인이 "몇 년 전 대학병원에서 대장내시경검사를 받다가 너무 아파서 병원이 떠나가라 소리를 지를 정도였다"며, 그 이후

무서워서 대장내시경검사를 못하고 있다고 하시더라고요. 그래서 수면으로 하면 괜찮으니까 걱정하지 말라고 말씀 드렸지요. 그랬더니 수면으로 했는데도 그랬다며, 검사가 끝난 후에도 배가 아파 1시간 이상 화장실에서 쩔쩔맸다고 했습니다.

어떻게 수면으로 내시경검사를 받았는데도 이런 일이 일어날 수 있을까요? 그 이유는 충분히 재우지 않는 '가수면내시경검사' 때문입니다.

검사 후에도 복통을 경험했던 이유는 검사 중에 대장 속에 실내 공기를 주입했기 때문이고요. 내시경검사는 정확한 검사를 위해 장을 한껏 펼친 후에 관찰해야 합니다. 그런데 이때 실내 공기를 불어 넣어주면 검사 후 복통을 많이 느낍니다. 장 속에 찬 실내 공기를 방귀로 배출시켜야 하는데 이때 배가 뒤틀리며 심한 복통이 발생할 수 있습니다.

남편 분께 다시, "어떠셨어요? 오늘 검사 중에 아프셨나요?" 하고 여쭤봤더니, "아뇨. 전혀 검사하는 줄도 몰랐어요."라고 답변을 했습니다. 그래서 다시 한번 물었습니다.

"그럼 지금 배 속이 불편하신가요?"

"아뇨. 아무렇지도 않은데요."

이와 같이 숙면 상태에서 하는 진짜 수면대장내시경검사를 하고 주입 가스로 이산화탄소를 사용하면 이처럼 아주 편안한 대장내시경검사를 받으실 수 있습니다. 그동안 무서워 검사를 받지 못했다는 부인도 기쁜 얼굴로 곧 검사를 받으러 오겠다고 약속했습니다.

수면내시경에도 종류가 있다

수면내시경검사가 본격화된 것은 2,000년도 이후로서, 이 시기에 들어서 진정효과가 뛰어나고 지속시간이 짧은 새로운 진정제들이 개발되었습니다. 1990년대에도 마약 성분의 진통제와 진정제를 병용 투여한 상태에서 내시경검사를 시도하는 방법들이 보고되었으나, 안전성이 확실하게 확보되지 않아서 일반화되지는 못했습니다.

2000년대에 들어 새롭고 안전한 진정제들이 소개되면서 수면내시경검사가 본격적으로 시행되기 시작했습니다. 그러나 초기엔 가수면 내시경검사라는 용어가 사용되었을 정도로 검사를 받는 분들은 약간 몽롱해진 상태로 검사를 받는 게 일반적이었습니다. 그렇기 때문에 통증과 불편감이 일부 감소했을 뿐 여전히 상당한 통증을 느끼는 상태로 검사를 받을 수밖에 없었습니다. 그러나 요즘은 약효 지속시간이 서로 다른 진정제를 적절히 병용하는 방법으로 안전하게 숙면을 유도하여 내시경검사 도중 전혀 고통을 느끼지 않으면서 검사를 받을 수 있는 숙면 수면내시경검사법이 개발되어 많은 병원들에서 실시되고 있습니다. 그럼에도 불구하고 아직도 가수면 상태에서 내시경검사를 고집하는 의사들이 있습니다.

1) 가수면假睡眠 내시경검사

수면내시경이 처음 도입되던 시기엔 전부 가수면 내시경검사일 수밖에 없었습니다. 당시의 약제들로서는 깊은 수면상태를 안전하게 유지시키기가 쉽지 않았기 때문입니다. 그러나 이제는 안전하고 효과가 짧은 좋은 약제들이 많이 개발되어 있고, 또 이들 약제들을 적절히 병용함으로써 안전하게 깊은 수면을 유도하는 수면검사법이 개발되었음에도 불구하고 아직도 많은 병원에서 여전히 가수면 상태로 내시경검사를 하고 있습니다. 검사 도중 환자의 협조가 필요하다거나 환자가 통증을 호소해야 천공을 예방할 수 있다는 등의 이유로 말입니다. 그러나 실제 대장내시경검사 중에 환자 분의 협조가 필요하거나, 가수면 상태에서 검사를 해야 천공의 위험이 적다는 것은 근거가 없습니다. 오히려 통증으로 몸을 격렬히 움직이거나 경직되면 장천공의 위험이 더 올라갈 가능성이 있습니다.

2) 숙면 수면내시경검사

숙면 수면내시경검사란 완전히 잠이 든 상태에서 내시경검사를 시행하는 것을 말합니다. 현재와 같은 약물 조합으로 숙면 수면내시경검사를 처음 시작한 것은 저희 기쁨병원이며 2005년도의 일입니다. 그 이전엔 숙면 수면내시경검사를 실시하는 병원이 전혀 없었습니다.

당시 숙면 수면내시경검사를 시도할 수 있었던 것은 효과가 좋은 안전한 약제들이 개발되면서 깊은 수면상태를 안전하게 유지할 수 있게 되었기 때문입니다. 또한 수면 중 환자의 상태를 철저히 모니터링 할 수 있는 간단한 방법들이 개발된 덕분입니다.

그 결과, 검사 중 불편을 전혀 느끼지 않게 되었을 뿐만 아니라, 많은 분들이 검사 받은 사실 자체를 기억하지 못할 정도로 매우 편안하게 검사를 받을 수 있게 되었습니다. 이제 검사 중 통증을 염려할 필요는 없게 되었습니다.

수면내시경이 더 좋을까?

　수면내시경검사가 시작되어 대장내시경검사를 고통 없이 받을 수 있게 되었지만 아직도 수면내시경검사를 꺼리는 분들이 있습니다. 수면내시경검사가 혹시 위험하지 않을까 하는 염려 때문이기도 하고 추가로 내야 하는 비용 부담 때문인 것 같기도 합니다. 그래서 꼭 수면내시경검사를 받는 게 좋은지 물어보는 분들이 가끔 있습니다.

　답변을 먼저 말씀 드리자면, 수면내시경검사가 분명히 더 좋습니다. 답변을 드렸으니 왜 수면내시경검사가 더 좋은지 하나

하나 설명 드리겠습니다.

첫째, 수면내시경검사는 검사 받는 분들이 고통을 전혀 느끼지 않게 해드립니다. 이는 편안한 검사라는 유익뿐 아니라 내시경검사에 대한 두려움을 없애드림으로써 정기적인 내시경검사를 부담 없이 받을 수 있게 해드립니다. 위내시경검사는 조기 위암의 발견을 위해, 대장내시경검사는 조기 대장암 발견은 물론 대장암 발생 자체를 예방하기 위해 꼭 정기적으로 받아야 하는 검사이기 때문에 검사에 대한 두려움을 갖지 않는 것은 매우 중요합니다.

둘째, 비수면 검사를 할 때 심한 구역질을 하거나 몸을 많이 움직이는 분들이 있는데 이런 반응은 자칫 인후두나 장에 손상을 입힐 수 있습니다. 반면에 수면내시경 상태에서는 대부분의 환자분들이 조용히 검사를 받기 때문에 주변 장기에 손상이 발생할 위험성이 많이 낮아집니다.

셋째, 검사 받는 분의 고통이 고스란히 내시경검사 의사에게

심리적으로 전달되어 정확한 검사가 방해 받게 되는 일이 발생할 수 있습니다.

따라서 안전하고 정확한 검사를 위해 수면으로 내시경검사를 받으시는 게 좋으며, 내시경검사에 대한 두려움을 없애주어 정기적인 검사를 통해 건강을 지킬 수 있는 첩경이기도 합니다.

문제는 검사 받는 분들이 추가로 내야 하는 수면내시경 비용이 부담이 될 수 있는 부분입니다. 이런 경제적인 측면도 무시할 수 없겠지만 몇 년에 한 번 받는 내시경검사를 정확히 받는 것은 더 중요한 문제입니다. 따라서 조기암의 발견이나 대장암의 씨앗이라고 할 수 있는 선종의 발견을 방해할 수 있는 비수면 내시경검사는 재고하시는 것이 좋습니다.

참고로, 대장 용종 절제를 하거나 거대 용종으로 ESD 점막하박리술를 한 경우엔 수면 비용이 비급여에서 급여로 전환되기 때문에 추가 비용부담이 많이 줄어듭니다. 용종절제를 한 경우엔 3만 원대 후반, ESD 점막하박리술를 한 경우에는 5만원대 초반의 수면 비용만 부담하시면 됩니다. (2021년 기준. 이상은 추정 비용일 뿐이며 정확한 부담 비용은 검사 받는 병원에 직접 확인해보셔야 합니다.)

수면내시경검사는 겁 많은 사람들이 받는 것이고 나는 참을성이 많아 늘 비수면으로 검사를 받는다고 자랑하는 분들이 있습니다만 현명한 생각은 아니라는 걸 말씀 드립니다.

수면내시경검사가 검사를 편하게 받을 수 있다는 것도 큰 장점이지만 그보다도 더 정확한 검사를 할 수 있게 해준다는 것을 앞서 말씀 드렸습니다. 내시경검사는 X-ray처럼 기계가 하는 검사가 아니라 검사의 주체가 사람이기 때문에 더욱 그렇습니다. 내시경을 시행하는 의사는 검사 중 주변 환경에 많은 영향을 받을 수밖에 없는데 검사 받는 분이 고통스러워하는 게 내시경 의사에게는 가장 큰 불안 요인입니다. 결국 검사를 서두르게 되거나 필요한 곳을 자세히 관찰하지 못하는 경우가 생길 수 있습니다. 그런데 안타깝게도 많은 분들이 이 점을 생각지 않고 있습니다. 여기서 더 말씀 드리고자 하는 내용은 비수면으로 할 때, 어떤 분들이 특히 더 통증을 심하게 느끼나 하는 것입니다.

첫째, 호리호리하고 허리가 가늘고 긴 분들은 비수면으로 하면 심한 통증을 느낄 가능성이 높습니다.

둘째, 복부 비만이 심한 분들도 심한 통증을 느낄 확률이 높습니다.

셋째, 위 절제수술을 받은 분들 중 심한 통증을 느끼는 분들이 있습니다.

넷째, 자궁절제술을 받은 여성분들도 심한 통증을 느낄 가능성이 많습니다.

다섯째, 에스결장의 게실염을 앓은 분들도 통증을 더 느낄 가능성이 많습니다.

여섯째, 평소 통증에 예민한 분들도 위험성이 높습니다.

따라서 자신이 여기에 속한다고 생각되는 분은 정확한 검사와 통증 없는 편한 검사를 위해 되도록 수면으로 대장내시경검사를 받으실 것을 권해드립니다.

수면내시경 헛소리, 나도 하게 될까?

　수면내시경 중에 이상 행동이나 헛소리를 할까 봐서 염려하시는 분들이 종종 있습니다. 일부 매스컴이나 매체에서도 흥미를 끌기 위해 이런 염려를 부추기기도 합니다. 실제로 수면 상태에서 대부분은 조용히 잠을 주무십니다만, 간혹 헛소리를 하거나 몸부림을 치는 분들이 계시기는 합니다.

　그런데 이렇게 수면 중에 헛소리 등 돌출 행동을 하는 것은 개인의 성향보다는 불충분한 수면이 더 결정적이라고 볼 수 있습니다. 예가 적당하진 않지만, 술을 드신 분들을 생각해 보면 이해가 쉽습니다. 간혹 과음을 하면 헛소리를 하거나 행동이

과격해지는 분들이 있습니다. 그러나 이런 분들도 주취 상태가 더 깊어지면 바로 깊은 잠에 들게 됩니다. 따라서 수면내시경 시 이상 행동을 보일 가능성이 있는 분들은 극히 일부이며 그런 분들도 수면의 깊이를 잘 조절하면 아무런 문제 없이 안정되게 수면내시경검사를 받으실 수 있습니다. 결국, 관건은 얼마나 수면을 잘 유도해 드리느냐에 달려 있으며, 이것은 각 병원의 수면 실력에 달린 문제입니다.

수면에도 실력이 있냐고요? 그렇습니다. 그러나 좀 더 정확히 표현하면 수면 방법이 다른 것입니다. 즉 수면내시경에 사용하는 약의 종류와 용량이 각 병원마다 다 다르고 그 결과 수면의 질이 다를 수 있습니다. 혹시라도 수면내시경검사 중 헛소리나 이상 행동을 할까 걱정되십니까? 그러시다면 수면내시경을 안전하면서도 확실하게 잘 해드리는 병원을 찾으시면 됩니다.

이산화탄소를 사용하는
대장내시경검사를 하자

　　대장내시경검사는 시작부터 마칠 때까지 내시경 스코프 속의 작은 통로를 통해 외부에서 지속적으로 공기를 장 속으로 넣어주어야 합니다. 평소 대장 속 공기의 양은 다 합쳐서 종이컵 한 컵 부피인 200mL 정도에 불과하기 때문에 이 상태로는 장 속으로 내시경 스코프를 삽입할 수가 없습니다. 따라서 맹장 부위까지 안전하게 내시경을 삽입하기 위해서는 장 속에 계속 공기를 주입해 통로를 열어가면서 진행해야 합니다. 또한 삽입 후 내시경 스코프를 빼내면서 장 속을 자세히 살펴보기 위해서도 공기를 지속적으로 주입해 장을 충분히 팽창시켜주어야 합니다.

이렇게 주입되는 공기의 양은 미국 소화기내시경학회의 자료에 의하면 적게는 8.2L에서 많게는 17.8L에 이른다고 합니다. 대장 속 정상 공기량인 200mL의 41배에서 89배에 달하는 외부 공기가 대장내시경검사 중 장 속으로 주입되는 것입니다. 물론 공기의 주입과 흡인을 반복해가며 검사를 진행하기 때문에 들어간 공기가 다 남는 건 아니지만 그래도 상당량이 검사 후에도 장 속에 계속 남아 있게 됩니다. 대장내시경검사가 끝난 후에도 여러 시간 동안 배가 빵빵하고 뒤틀리는 통증을 경험하는 것이 다 이런 이유 때문입니다.

그러나 이것은 실내 공기를 주입했을 때의 상황입니다. 만일 실내 공기 대신 이산화탄소(CO_2)를 주입 가스로 사용한다면 이런 불편에서 해방될 수 있습니다. 위내시경검사의 경우도 마찬가지입니다. Silva 등은 연구논문을 통해 이산화탄소 가스를 대장 속에 주입한 경우 팽창된 장이 15분 만에 정상 상태로 돌아 오는데 반해, 실내 공기를 주입한 경우엔 3시간 경과 후에도 장이 계속 팽창된 상태로 유지되었다고 보고했습니다. 실내 공기는 대장 점막을 통해 흡수가 거의 되지 않아서 오로지 항문을 통해 방귀로 배출해야 되는 반면에 이산화탄소 가스는 장점막을 통해 매우 빠르게 흡수가 되어 폐를 통해 배출되기 때문입니다.

이런 차이 때문에 내시경검사 중 주입하는 가스로 이산화탄소를 사용한다면 검사 직후부터 불편을 거의 느끼지 않습니다. 즉 내시경검사가 끝난 직후부터 매우 편한 시간을 보낼 수 있게 됩니다. 또한 이산화탄소는 불활성 가스이기 때문에 장 속에 있을 수 있는 메탄 가스나 수소 가스의 위험성을 원천적으로 차단해줄 수 있습니다. 이런 이유 때문에 미국소화기내시경학회에서는 위내시경검사와 대장내시경검사에서 실내 공기 대신 이산화탄소 가스를 사용할 것을 강력하게 권고하고 있습니다.

그림9. 이산화탄소 주입 장비

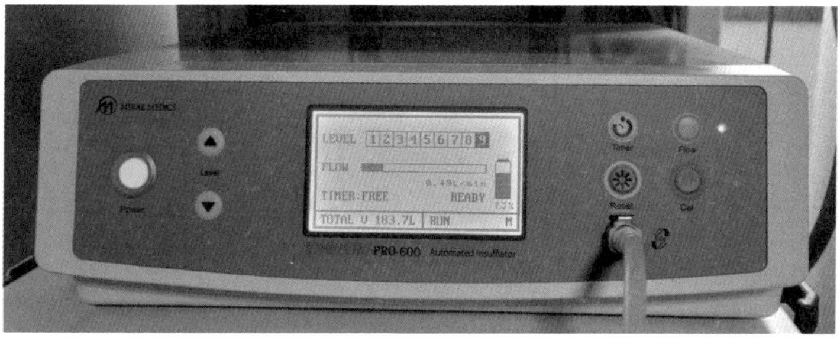

문제는 실내 공기를 주입하는 장치는 내시경 장비 자체에 내장이 되어 있기 때문에 추가적인 투자가 필요 없지만, 이산화탄소 가스를 주입하기 위해서는 고가의 전문 장비를 추가로 구입해 설치해야 한다는 점입니다. 또한 실내 공기는 공짜로 얼마든지 사용할 수 있는 반면 이산화탄소 가스를 사용하기 위해서는 매번 추가 비용이 듭니다.

이처럼 추가 비용을 부담해야 하는 실정이라 아직은 일부 병원들에서만 이산화탄소 가스를 사용해 내시경검사를 하고 있는 형편입니다. 따라서 이런 병원을 찾아 위내시경검사나 대장내시경검사를 받으셔야 검사 후에도 통증을 느끼지 않는 매우 편한 무통 내시경검사를 받으시게 됩니다.

무통 대장내시경검사 완성의 3조건,
CO₂ 수면대장내시경 그리고 좋은 대장내시경 약

2000년대부터 본격적으로 시작된 수면내시경검사법이 정착되면서부터 이젠 누구도 대장내시경검사 자체의 통증을 두려워하지 않게 되었습니다. 통증을 전혀 느끼지 않는 검사가 가능해졌기 때문입니다.

그리고 근래 들어 다행스럽게도 대장내시경이 끝난 후의 복통 문제도 해결이 되었습니다. 바로 흡수되는 이산화탄소를 사용해 장을 부풀리는 방법이 도입되었기 때문이지요.

저도 최근 이산화탄소를 사용한 수면대장내시경검사를 받

있는데 잠에서 깨어나면서 '대장내시경검사를 했나?' 하고 생각을 했을 정도입니다. 아랫배에 아주 경미한 불편감만 있었는데 그 느낌은 복통이라기보다는 아주 미약한 뻐근함이었습니다. 그러나 이런 느낌도 어느새인지 모르게 금방 좋아졌습니다.

이제 이런 검사법들은 많은 병원들에서 채택하고 있어 조금만 신경을 써서 병원을 선택하신다면 대장내시경검사를 불편 없이 받을 수 있는 시대가 되었습니다.

그러나 아직도 한 가지 미흡한 부분이 있습니다. 바로 대장내시경 약 문제로서, 우리에게 남겨진 마지막 숙제입니다. 하지만 몇 년에 한 번 마시는 약인데, 까짓것 눈 질끈 감고 마시면 되지 뭐 그리 호들갑이냐고 생각하는 의사들이 있습니다. 자기 건강을 위해 검사 받는 건데, 어려운 게 있어도 참아야 되는 것 아니냐는 식이지요.

그러나 이런 생각은 무지의 소치입니다.

왜냐하면 마시기 힘든 대장내시경 약은 장 청소 상태를 불량하게 만드는 경우가 많고, 그 결과 대장용종 등을 놓치는 비율이 높아진다는 것이 대부분의 연구 결과이기 때문입니다. 어떤 연구들에 의하면 장 청소가 불량하면 10개의 용종 중 4개나 발견하지 못한다고 할 정도입니다.

그뿐만이 아닙니다. 검사 받는 분들의 고통을 의사들이 외면함으로써 결국 대장내시경 수검률을 떨어뜨리게 돼 결과적으로 대장암을 예방하거나 조기 발견할 기회를 박탈합니다.

이건 억측이 아니라 Mclachlan이란 의사를 비롯한 많은 연구자들이 내린 결론입니다.
결국 마시기 힘든 대장내시경 약들이 마시는 고통을 주는 데서 그치지 않고 대장내시경 결과와 대장암 예방 전략에 결정적인 악영향을 끼치고 있습니다.

마시기 좋은 대장내시경 약은 더 이상 복에 겨운 투정이 아니라 정확한 검사를 위해 마땅히 주장해야 할 권리입니다.

"그 병원에서는 완전한 수면내시경검사를 하나요?"
"그 병원에서는 이산화탄소를 사용하나요?"

"그 병원에서는 어떤 대장내시경 약을 사용하나요?"

편하고 정확한 검사를 받기 위해 꼭 해야 할 질문들입니다.

V
대장내시경,
안전하게 받기

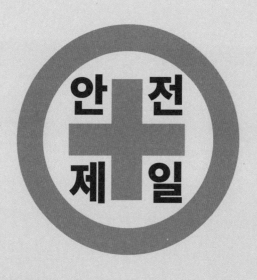

수면내시경, 안심하고 받아도 될까?

요즘 들어서는 많이 줄었지만 아직도 이런 질문을 하시는 분들이 종종 있습니다. 아마도 가끔씩이나마 수면내시경을 받다가 사망한 사고에 대한 뉴스를 보셨기 때문일 것입니다. 그러나 사실 조금만 신경을 쓴다면 이런 사고는 발생하지 않으니 너무 걱정하지 않으셔도 된답니다.

수면 무호흡증을 갖고 계신 분들이 있지요? 코골이가 심한 분들이 깊은 잠에 들 때 이런 증상이 잘 나타납니다. 그렇다고 이분들의 호흡이 멈추는 데까지는 가지 않잖아요. 숨이 멎은

게 아닌가 걱정이 들 때쯤 되면 어느 순간 깊게 숨을 들이쉬며 다시 숨을 쉬기 시작합니다. 마찬가지입니다. 수면내시경검사 중에도 수면이 좀 깊게 될 때, 이와 매우 유사한 무호흡 현상이 나타날 수 있습니다. 차이가 있다면 수면 무호흡에서는 남의 도움 없이도 스스로 호흡을 회복하지만 수면내시경 중에 생기는 무호흡은 옆에서 누군가가 도와드려야 되는 경우들이 종종 있다는 것입니다. 평소 자는 잠보다는 좀 더 깊게 잠이 드는 경우들이 있기 때문입니다.

하지만 이를 위해 특별한 의술이 필요한 건 아니고, 간단하게 턱을 당겨 기도가 일직선이 되도록 목을 펴드리고 산소 공급을 더 늘려주면 바로 정상으로 돌아옵니다. 따라서 중요한 것은 이런 무호흡 증상이 나타나는 걸 빨리 알아채는 것인데 이를 위해 환자 분의 손가락에 골무처럼 생긴 간단한 기구를 끼워서 혈중 산소포화도를 모니터링 합니다. 만일 무호흡 증상이 나타나면 혈중 산소 농도가 바로 떨어지고 이내 요란한 알람이 울리게 되며, 이 즉시 턱을 당겨 목을 펴드리고 산소 공급을 늘리면 바로 정상으로 회복됩니다. 아주 드물게는 기도 경련이 생겨 호흡곤란 증상이 생기는 경우도 있습니다. 그러나 이 때도 체크가 되는 대로 기도를 확장시키는 약을 주사하면 바로 좋아집니다. 그러니까 어쩌다 들리는 사고 소식은 이런 간단한 모니터링을 제대로 하지 않아서라고 봐도 틀림이 없습니다.

따라서 정확한 검사와 편안한 검사를 위해 필요한 수면내시경을 기피하지 마시고, 대신 그 병원이 안전하게 수면내시경검사를 하고 있는지를 확인하시기 바랍니다.

안전한 수면내시경을 받기 위해
확인해야 할 것들

다시 말씀드리지만, 검사 중 모니터링만 잘 한다면 수면내시경검사는 매우 안전합니다. 모니터링 장비는 손가락에 끼우기만 하면 되는데 여기에서 경고음이 울리면 바로 환자의 턱을 살짝 당겨 들어주고 산소 공급량을 조금 더 올려주면 바로 회복됩니다.

그러나 '모니터링을 잘 한다면'이라는 조건이 붙어 있다는 점을 기억하셔야 합니다. 놀이터에서 보호자가 눈을 떼지 않고 지켜보고 있으면 아기가 안전하게 놀 수 있지만, 보호자가 한

눈을 팔고 있으면 어느 순간 아기가 다칠 위험이 있는 것과 마찬가지입니다.

따라서 내시경검사실과 회복실에 좋은 성능의 모니터링 장비가 설치되어 있는지, 검사 수 대비 충분한 의료진이 검사 받는 분들을 가까이에서 지속적으로 돌보고 있는지 확인할 필요가 있습니다. 산소공급장치와 필요할 때 사용할 수 있는 응급처치 약물과 의료 기구들도 잘 준비되어 있어야 합니다. 또한 경험보다 더 좋은 것은 없다는 점을 기억하시고, 수면내시경검사를 평소 많이 하고 있고 또 잘 하고 있는 곳인지도 반드시 확인해 보시는 것이 좋겠습니다.

수면내시경 사망사고, 얼마나 많을까?

    수면내시경검사를 받던 분이 사망했다는 뉴스를 접하게 되는 일이 있습니다. 그렇다면 과연 이런 사고가 얼마나 자주 생기는 것일까요? 2016년 독일에서 나온 한 논문(Safety of sedation during gastroscopy and colonoscopy in low-risk patients - results of a retrospective subgroup analysis of a registry study including over 170,000 endoscopies)에 의하면 2011년부터 2014년 사이에 독일의 39개 내시경센터에서 시행한 177,944건의 수면 내시경검사를 분석한 결과 사망사고를 비롯한 주요 합병증은 단 한 건도 없었고 332건의 경미한 부작용이 확인되었으며 이 경우도 마약성 진통제를 병용 사용한 경우들이었다고 밝혔습니다. 참고로 마약성 진통제는 수면내시경 약제로 요즘 거의 사용되고 있지 않습니다.

이처럼 수면내시경검사 중에 사망사고나 그밖에 심각한 후유증이 발생하는 경우는 거의 없다고 봐도 됩니다. 뉴스에 나오는 사고는 그야말로 몇 년에 한번 있을까 말까 한 사고라고 볼 수 있습니다. 그것도 대부분 수면 상태를 잘 관찰하지 않았기 때문이거나 심각한 질환이 있어 응급으로 수면내시경검사를 받은 경우입니다. 따라서 검사 중 모니터링을 잘 하는 병원에서 건강검진을 받는 분이라면 수면내시경검사를 무서워하실 필요는 전혀 없다고 생각합니다. 그냥 한잠 푹 자고 일어나시면 됩니다.

대장내시경검사, 나도 장천공 위험이 있을까?

간혹 대장내시경검사 중에 장이 천공되는 경우가 있습니다. 대장은 구불구불하게 형성되어 있고 더구나 장벽은 2mm 정도밖에 되지 않을 정도로 매우 얇고 부드럽습니다. 이런 장 속 깊숙이 단단한 내시경 스코프를 안전하게 삽입하는 게 쉽지 않을 때가 있습니다. 한 연구에 의하면 10,328,360건의 대장내시경검사를 분석한 결과 천공발생률이 10,000건당 5.8건으로 나타났습니다. 즉 1,700명당 1명꼴입니다.

장천공 발생에 영향을 주는 여러 요인이 있지만 그 중에서도 내시경 의사의 숙련도가 매우 중요합니다. 미국소화기내시경

학회의 자료에 의하면 내시경검사 경험 하위 20%의 내시경의사는 상위 20%의 내시경의사보다 장천공 위험이 2.96배 즉 세 배가 더 높다고 했습니다.

환자 분의 상태도 중요한 요인으로 작용합니다. 즉 장이 너무 길고 너무 예각으로 꺾여 있으면 그만큼 삽입 과정이 힘들어 위험성이 높아집니다. 호리호리하게 키가 크고 허리가 긴 분들 중에 이런 분들이 많습니다. 반대로 복부 비만이 너무 심한 경우도 장의 유동성이 떨어져 삽입 과정이 힘들 수 있습니다. 또한 과거 복부수술을 받은 경우 장 유착 때문에 장의 유동성이 제한됩니다. 이럴 경우 장의 꺾인 부위를 통과해 내시경 스코프를 삽입하기가 매우 어려울 때가 많습니다. 특히 자궁수술을 받으신 경우 이런 위험이 올라갑니다. 또한 자궁암이나 대장암 등으로 방사선치료를 받으신 경우도 장이 주변에 단단히 붙어 있고 좁아져 있기 때문에 힘든 경우가 많습니다.

이처럼 장이 다양한 이유로 주변에 유착되어 유동성이 극도로 떨어져 있을 때 장천공의 위험이 높아지는데, 반복적으로 에스결장 게실염을 앓은 분들도 장천공의 위험이 높은 경우가 많습니다. 반복된 게실염으로 인해 이 부위의 장이 주변 장기에 심하게 유착이 될 수 있기 때문입니다.

특별한 예로 궤양성대장염이나 크론병 등 염증성 장질환이 있을 경우 장천공 위험이 8배가 높으며 특히 스테로이드를 다량 사용하는 환자에서는 장천공의 위험이 13배가 더 높다고 알려져 있습니다. 이외에도 장천공의 위험을 높이는 중요한 원인이 있습니다. 그것은 바로 용종절제술이나 점막하박리술 등 대장내시경검사 중 발견된 용종을 절제하는 치료내시경을 하는 경우입니다. 용종을 절제한 경우 장천공 위험이 2배 정도 높아진다고 알려져 있습니다.

따라서 자신이 이런 위험 요인들을 갖고 있는 분들은 대장내시경 센터를 선택하는데 매우 신중을 기해야 합니다. 경험이 많은 의사에게 검사를 받을수록 위험을 낮출 수 있기 때문입니다. 그리고 혹시라도 검사 중에 천공 위험성이 너무 크다고 판단되면 의사가 검사를 중단할 수 있다는 것도 미리 알고 계시는 것이 좋습니다. 아쉽긴 하지만 아무리 숙련된 의사라 하더라도 기술적으로 도저히 삽입이 불가능한 경우가 있다는 것을 이해해 주셔야 합니다.

수면으로 대장내시경검사를 하면 장천공의 위험이 높아질까?

    간혹 수면으로 내시경검사를 받으면 천공의 위험이 높아진다는 이야기를 들었다며 이 때문에 굳이 비수면검사를 받겠다고 고집하는 분들이 있습니다. 실제로 일부 의사들은 검사를 받는 동안 완전히 잠이 들면 통증 호소를 하지 못해 천공 위험이 높아진다며 필요한 경우 의사와 의사 소통을 할 수 있을 정도로만 진정을 시키는 의식하 진정내시경이란 이름의 검사를 권하기도 합니다. 쉽게 말해 피검자가 아프다고 소리를 질러야 조심을 해서 천공을 예방할 수 있다는 주장입니다.

그러나 이런 주장은 완전 수면내시경검사에 자신이 없어 핑계를 둘러대는 것이거나 아니면 대장내시경검사를 제대로 할 줄 모르는 의사의 잘못된 지식입니다.

장천공의 위험은 피검자의 고통 호소를 들어야 알 수 있는 게 아닙니다. 의사는 많은 검사를 통해 축적된 경험으로 정확하게 상황 판단을 할 수 있어야 합니다. 사실은 피검자가 통증을 못 이겨 격렬하게 몸을 움직일 경우 오히려 천공 위험이 높아질 수 있습니다. 실제로 950건의 대장내시경검사 논문을 분석한 한 연구에 의하면 비수면으로 검사 받은 2,460명 중 1명에서 장천공이 발생한 반면 수면대장내시경검사를 받은 7,641명 중에선 2명에서 발생했습니다. 각각 0.04%와 0.026%로 오히려 수면대장내시경검사를 받은 사람들에서 장천공 발생률이 낮았습니다. 따라서 장천공의 위험을 낮추기 위해서라도 수면으로 대장내시경검사를 받으시는 것이 좋습니다.

장천공이 되면 어떻게 하나?

대장내시경검사 중 장천공의 발생빈도는 연구논문에 따라 0.01%에서 0.1%까지 다양합니다. 즉 적게는 10,000건당 1건, 많게는 1,000건당 1건에서 발생한다고 보고되고 있습니다. 특히 용종절제 등 치료내시경을 한 경우의 위험성이 높아진다는 것도 말씀 드렸습니다. 따라서 최대한 경험이 많은 의사에게 조심스럽게 검사를 받는 것이 좋지만 불행하게도 장천공이 발생할 경우 서둘러 수술을 받으시면 큰 후유증 없이 잘 회복될 수 있습니다. 검사를 위해 장이 잘 청소되어 있어 오염 가능성이 적어 후유증 가능성이 낮고, 천공 즉시 응급 복강경 수술을 할 경우 맹장 수술과 유사하게 비교적 용이한 수술 후 경과를 밟게 됩니다. 그러나 이는 장천공이 발생한 즉시 발견해 응급 수술을 한 경우입니다.

　장천공이 되었음을 뒤늦게 인지하거나 용종 절제를 한 부위에서 수일 후에 지연 천공이 발생하는 경우라면 문제가 복잡해집니다. 이럴 경우 천공 발생 시점부터 발견하기까지의 시간 간격이 길어질 가능성이 많기 때문입니다. 그 결과 복강 속의 오염이 심해지고 장의 천공된 구멍 둘레가 염증 때문에 매우 약해져서 수술을 해도 다시 터지는 등 여러 합병증이 생길 수 있습니다. 따라서 이렇게 천공의 진단이 지연된 경우엔 개복수술을 해야 할 때가 많습니다.

　이상에서 짐작을 하셨겠지만 장천공의 예후에 가장 큰 영향을 주는 인자는 발견하기까지의 경과 시간입니다. 수시간 이내에 발견해 수술을 하면 불행 중 다행으로 간단한 수술로 해결이 되지만 수시간 이상 때론 수일이 지나도록 발견이 지연될 경우 그 지연 시간에 비례해 상황이 심각해집니다. 따라서 대장내시경검사를 받으신 분들은 검사 수시간 이후까지 심한 복통이 지속되거나 검사 수일 뒤 갑자기 심한 복통이 발생한다면 그 즉시 병원에 연락을 하고 방문을 하시는 것이 최선입니다.

매번 첫 타임으로
대장내시경검사를 해달라는 분

대장용종이 매년 발견돼서 잘라내는 분이 있었습니다. 그 해에도 1년 만에 어김없이 찾아오신 그분과 상담 후, 내시경 예약을 해드리도록 했습니다. 그런데 잠시 후 그분이 진료실에 다시 들어왔습니다.

"원장님, 난 다음 월요일에 꼭 첫 타임으로 검사를 해야 하는데 어떻게 안 될까요?"

"네? 왜 그러시지요? 어디 중요한 약속이라도 있으신가 보군요. 가능하면 빠른 시간으로 잡아드리라고 할게요."

"아니요, 원장님, 전 꼭 첫 타임으로 검사를 받고 싶어요. 매년 그렇게 했거든요."

"아, 그러셨어요? 그런데 왜 꼭 첫 번째로 검사를 받으셔야 하지요?"

"그래야 깨끗이 소독된 내시경으로 검사를 받을 수 있잖아요. 제가 좀 결벽증이 있어서 그래요. 죄송해요 원장님."

이 사건이 있고 나서 예약 담당 간호사로부터 들은 바는, 이분 외에도 이런 고집(?)을 피우는 분들이 종종 있다는 것이었습니다. 이해가 되지 않는 바는 아닙니다. 아니, 이런 고집이 때론 이유가 있는 것도 사실입니다. TV 등 매스컴을 통해서 내시경 소독에 대한 문제점이 여러 번 고발된 적이 있었으니까요.

철저한 세척과 소독! 너무도 당연한 일인데도 불구하고, 병원에서는 마냥 쉽게 생각할 수만은 없는 문제입니다. 철저한 세척과 소독을 위해서는 한 대에 수천만 원이 넘는 내시경을 여러 대 보유하고 있어야 하며 고가의 내시경 자동세척소독기도 여러 대 보유하고 있어야 하기 때문입니다.

그러나 제대로 된 내시경센터라면 내시경의 철저한 세척과 소독은 기본일 것입니다. 그래서 좋은 내시경센터에서는 충분한 수의 내시경 스코프와 자동 세척소독기를 갖추고 있으며 검사 순서와 관계없이 매번 항상 새로 세척 소독된 내시경으로만 위와 대장내시경검사를 해드리고 있습니다.

"이젠, 첫 타임으로 검사를 받지 않으셔도 된다는 것을 아셨지요?"

내시경 스코프를 통한 감염을 막으려면

내시경검사 중에서도 특히 대장내시경검사의 경우 오염된 내시경 스코프를 통한 감염의 위험이 존재하는 건 사실입니다. 대당 수천만 원이 넘는 내시경 스코프를 일회용으로 사용할 수는 없기 때문입니다. 감염 위험을 없애기 위해서는 매 검사마다 20여 분에 걸친 철저한 세척과 소독을 마친 새 내시경 스코프로 검사를 하는 것이 꼭 필요합니다. 충분한 내시경 세척소독기가 있어야 하고, 효과가 입증된 소독제를 사용해야 하며, 전문적인 지식과 경험을 갖춘 세척소독 요원이 있어야 합니다. 더욱 중요한 것은 충분한 대수의 내시경 스코프를 갖추고 있어야 한다는 것입니다. 내시경 스코프의 수가 부족할 경우 다음 검사를 위해 한 번에 20분 이상 걸리는 세척소독 시간을 준수할 수 없기 때문입니다. 그러나 고가의 고성능 내시경 스코프를 충분한 수로 구비하는 것이 현실적으로 쉽지 않습니다. 더구나 민감한 의료 장비라서 수시로 A/S를 받아야 하기 때문에 이를 대비한 여유분의 스코프가 더 있어야 합니다.

저수가 의료보험 체제 아래서 이런 여건을 잘 갖추고 있는 내시경센터를 운영하는 것이 생각만큼 쉽지가 않습니다. 그럼에도 불구하고 내시경 세척소독 지침을 철저히 준수하는 병원들이 많이 있습니다. 따라서 이런 병원을 잘 선별하셔서 감염 우려 없이 안전하게 대장내시경검사를 받으시기 바랍니다.

그림10. 내시경 스코프를 세척, 소독하는 모습

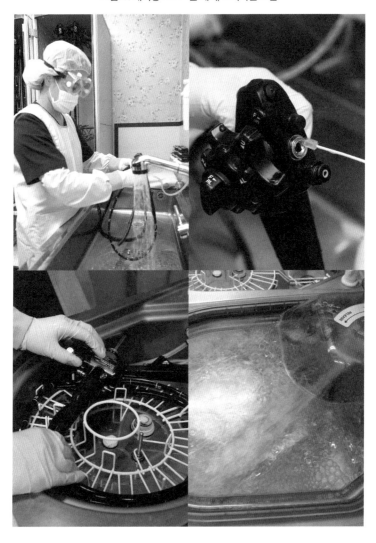

대장내시경 약들의 부작용

대장내시경 약의 복용량이 너무 많고 맛이 역겹다는 것은 복용의 어려움으로만 끝나는 문제가 아닙니다. 종종 여러 부작용으로 이어집니다. 그 대표적인 것 중의 하나가 저나트륨혈증과 이로 인한 뇌병증입니다.

많은 양의 물을 마시면 이 중 일부가 흡수되어 혈액 속의 전해질이 희석되면서 심각한 저나트륨혈증이 나타날 수 있고 결국 혼수상태 등으로 이어지며 극단적인 경우 사망에 이를 수도 있습니다. 흔히 발생하는 것은 아니지만 국내에서도 여러 병원들에서 꾸준히 이런 사고가 보고되고 있습니다.

또 다른 합병증으로는 대장내시경 약 복용 중 구토가 일어날 때 발생하는 식도 열상입니다. 말로리-와이스 증후군Mallory-Weiss syndrome이라고도 불리는데, 매우 드물게 발생한다고 알

그림11. Mallory-Weiss tear

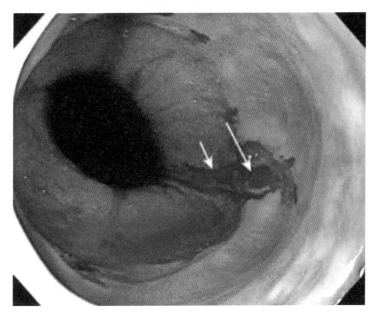

려져 큰 관심을 끌지 않고 있습니다. 그러나 대장내시경검사와 위내시경검사를 동시에 시행한 결과를 발표한 한 논문에 의하면 대장내시경 약 복용 환자의 1%에서 식도 열상이 확인되었다고 보고할 정도로 실은 드물지 않은 합병증입니다. 여기서 더 나아가 식도가 완전히 파열되어 치명적인 합병증으로 이어지는 Boerhaave 증후군이라는 부작용이 국내에서도 몇 건 보고되었습니다.

이외에도 구토를 심하게 하면서 흡인성 폐렴이 발생할 수 있으며 이런 여러 부작용으로 인한 사망사고도 드물지 않게 발생하는 것으로 보고되고 있습니다. 한 논문에 의하면, 대표적인 대장내시경 약인 PEG 계열의 약을 복용한 후 발생한 사망 사고가 1997년부터 2002년까지 6년 동안 미국 FDA에만 6건이나 보고되었다고 합니다. 이외에도 일부 약들은 복용법 혼동으로 인해 식도와 위 점막에 화상을 일으키는 사례가 보고되기도 했으며 고농축된 용액이 위점막을 자극해 출혈성 위염을 일으키는 사례들도 보고되고 있습니다. 이와 같이 고약한 맛을 참아가며 많은 양을 마셔야 하는 기존의 대장내시경 약들은 복용의 어려움에서 끝나는 것이 아니라 심각한 부작용으로 이어질 수 있기 때문에 복용 속도를 조절하는 등 필요 시 적절한 주의를 기울여야 할 뿐만 아니라, 안전한 약을 잘 선택할 필요가 있습니다.

뿐만 아니라 Lebwohl 등에 의하면 복용이 어려운 대장내시경 약은 필연적으로 장 청소 불량률을 높임으로써 용종 발견율을 평균 42%나 하락시키고, 검사 시간을 늘리며, 검사를 어렵게 만들어 장천공 등의 합병증을 초래할 수 있다고 합니다. 또한 검사 의사의 자신감을 감소시켜 재검 시기를 앞당기게 합니다.

이와 같이 복용하기 힘든 대장내시경 약은 성공적이고 안전한 대장내시경검사의 최대 장애 요인이며 결과적으로 대장암 예방에도 큰 장애물로 작용하고 있습니다. 따라서 정확하고 안전한 대장내시경을 위해서라도 마시는 양이 적고 마실 때 거부감이 적은 대장내시경 약을 선택하는 것이 매우 중요합니다.

참고로, 아래 표는 현재 국내에서 사용 중인 대장내시경 약들을 제형별, 총복용량별로 정리한 내용입니다. 유효 성분까지 포함한 자세한 내용은 책 마지막에 첨부되어 있는 표를 참고하시기 바랍니다.

표4. 국내에서 사용 중인 대장내시경 약들

제형별	총복용량 (L)	약이름	복용법
산제	1.38	원프렙1.38산(원프렙)	1회 복용
	2	플렌뷰산, 크린뷰올산	1회 또는 2회 분할복용
	>2.3	씨엠라이트산, 콜론피코산, 피코네이드산, 피코라이트산, 피콜렙산	2회 분할복용
	2.85	수클리어산, 에스프리산, 이노프리산, 이노쿨산	2회 분할복용
	3	비보존쿨산, 레디프리산, 맥스쿨산, 씨엠쿨산, 알파콜론산, 엔도클린산, 엔드프렙산, 에스콜론산, 엠디에스콜론프렙산, 쿨라이트산, 쿨프렙산, 크리쿨산, 크린콜씨산, 크린프렙산, 하프렙산, 휴온스프리프렙산	1회 또는 2회 분할복용
	4	코리트산, 코리트산2L, 코리트에프산	1회 복용
액제	2	세이프렙액, 쿨리파액	1회 또는 2회 분할복용
	>2.34	피코솔루션액	2회 분할복용
	2.85	수클리어액, 수프렙액, 이노프리솔루션액, 크리프렙액	2회 분할복용
정제	32정>2L	넥스콜론정, 이지콜론정, 크리콜론정	2회 분할복용
	48정>2L	크리콜론에스정	2회 분할복용
	28정 >2.5L	오라팡정	2회 분할복용

위내시경과 대장내시경을 같이 받아도 되나?

해외에 살고 계신 교민들은 이구동성으로 미국과 유럽을 비롯한 그 어느 나라에서도 건강검진을 우리나라처럼 편리하게 받을 수 없다고 말을 합니다. 피검사를 받으려 해도 몇 주를 기다리고 또 몇 주를 기다려 X-ray 한 장 찍고, 또 몇 주를 기다려 내시경, 몇 주를 기다려 초음파, 이런 식이라고 말합니다. 물론 요즘 들어 한국 건강검진을 벤치마킹 한 해외 병원들도 등장을 한다고 들었습니다.

이렇게 편리하게 받을 수 있는 국내의 건강검진이지만 사실 좀 무리가 되는 조합이 있습니다. 그건 바로 위내시경과 대장내시경을 한 날에, 그것도 같은 시간에 이어서 받도록 프로그램이 구성되어 있는 것입니다. 말할 것도 없이 검진 받는 분들의 편의를 위해서입니다. 그러나 위내시경검사 준비와 대장내시경검사 준비는 서로 상충이 됩니다.

위내시경검사를 위해서는 최소 8시간 이상의 금식이 필요합니다. 즉 검사 전날 저녁부터 최대한 가볍게 식사할 것을 권하고 있으며 물은 취침 전까지만 드시도록 요청되고 있습니다. 필수적인 혈압약은 최소한의 물과 함께 새벽에 복용하도록 할 정도로 철저한 금식을 요구하는 것입니다.

그런데 이러한 요구 사항과 대장내시경검사를 위한 준비 과

위내시경 검사 전 주의사항

- 검사 전날 저녁식사는 흰죽처럼 소화되기 쉬운 음식물을 드시고 밤 10시부터 는 반드시 금식이 필요합니다.
- 술과 물 섭취와 흡연은 불가합니다.
- 혈압약은 물 반 컵 정도로 검사 당일 오전 5시에 꼭 드셔야 합니다.

정은 전혀 맞지가 않습니다. 대장내시경검사를 하려면 장 청소를 위한 대장내시경 약 1.5~2L를 검사 당일 새벽에 1~2시간에 걸쳐 복용하게 되어 있습니다. 최근에 나온 알약으로 된 대장내시경 약도 같은 시간대에 물을 1.5L 이상 마셔야 하는 것은 동일합니다. 이와 같이 대장내시경검사 준비는 위내시경검사 전 주의사항과 서로 상충합니다.

다행히 검사 전 2~3시간 정도만 물을 드시지 않으면 큰 위험은 없다는 게 일반적인 연구 결과입니다. 따라서 이 부분을 지나치게 걱정하실 필요는 없습니다. 그럼에도 불구하고 마취과 의사들은 여전히 주의를 당부합니다. 요즘 대부분의 내시경검사를 수면으로 받기 때문에 수면을 유도하기 전 충분한 금식 시간이 필요하다는 것이지요. 따라서 안전을 위해 최소한 검사 3시간 전부터는 물도 드시지 말기 바랍니다. 그리고 만약에 혈압약 같이 꼭 드셔야 되는 약이 있다면 이 시간 전에 복용을 하시면 좋겠습니다.

대장내시경 대신 대장조영술로 해도 될까?

 요즘도 가끔씩 대장내시경검사가 무서워 대장조영술검사를 했다는 분들을 보게 됩니다. 며칠 전에도, 속이 불편해 병원에 갔더니 대장조영술을 하자고 해서 받았는데 검게 보이는 게 있어 대장내시경검사를 권유받은 60대 여성이 오셨습니다.

 그래서 대장조영술(대장 X-ray검사)은 좋은 검사가 아니니 앞으로 가능하면 그 검사는 하지 말라고 몇 번을 말씀 드려도 계속 '대장내시경검사가 무서워서.'라고만 되뇌시더군요. 참 안타까웠습니다.

 대장내시경검사가 무섭다는 것은 과거 수면내시경검사 방

법이 개발되지 않았던 시대에 겪었던 심한 통증에 대한 기억이 아직도 남아 있는데다가 대장내시경 약 복용이 어렵다는 인식이 퍼져 있는 까닭입니다. 그런데 이제는 대부분 수면대장내시경검사를 받기 때문에 검사 중엔 통증을 느끼지 않습니다. 오히려 대장조영술은 수면 상태에서 검사를 할 수가 없기 때문에 훨씬 더 고통스럽습니다. 대장 X-ray를 찍는 중간 중간에 이리 저리 몸을 돌리며 협조를 해야 하기 때문입니다. 그리고 대장내시경검사를 받거나 X-ray로 찍거나 상관없이 대장내시경약은 꼭 복용을 해서 장 청소를 해야 하고요.

하지만 대장조영술을 해서는 안 되는 진짜 이유는 따로 있습니다. 그것은 내시경검사를 받으면 쬐지 않을 방사선을 조금도 아니고 매우 많이 쬐어야 한다는 것입니다. 2019년 5월에 발간된 Radiologyinfo.org for patients의 자료에 의하면 대장조영술검사를 한 번 받을 때마다, 가슴 X-ray를 80번 찍는 것과 동일한 양의 방사선에 피폭된다고 합니다. 이런 검사를 몇 년간 매해 받았다는 분도 계시니 가슴이 섬뜩할 노릇입니다.

이렇게 괜한 피해를 입으며 검사를 받아봤자 검사 정확도도 훨씬 떨어지고 또 이상이 발견되면 위의 여성처럼 확진을 위해 대장내시경검사를 다시 해야 됩니다. 대장용종이 발견돼도 잘라내기 위해서 대장내시경검사를 다시 받아야 하고요. 간혹 대장내시경을 하는 병원이 없는 시골이라면 모르겠지만, 고개만 돌리면 바로 대장내시경검사를 하는 병원을 찾을 수 있는 도시에서 대장조영술을 받는 것은 바른 선택이 아닙니다.

대장내시경검사 대신 반드시 대장조영술을 해야 하는 경우가 드물게 있긴 합니다. 대장의 전체 모양을 보고 진단을 해야 하는 경우가 이에 해당됩니다. 그러나 이 경우는 특별한 질병 상태를 진단하기 위한 것이지 건강검진을 목적으로 하는 검사는 아닙니다.

참고로, CT대장조영검사도 똑같습니다. 일반 X-ray장비 대신 CT장비를 사용한다는 것만 다를 뿐, 그 외의 문제점들은 CT대장조영검사라고해서 대장조영술과 다를 바가 없습니다.

VI
대장내시경,
정확하게 받기

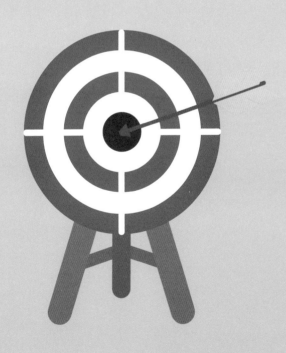

깨끗한 장 청소가 정확한 검사의 첫 출발

앞서 몇 차례 말씀 드렸듯이 정확한 대장내시경검사를 위해 가장 중요한 것이 장 청소 상태입니다. 평소 대장 속에는 변이 항상 남아 있습니다. 그래서 장 속 점막의 구석구석을 살펴봐야 하는 대장내시경검사를 하기 전에 장 속 내용물을 깨끗이 씻어내 주어야 합니다. 변이 장 속에 차 있거나 군데군데 남아 있다면 대장내시경검사가 결정적으로 방해를 받는 것은 불을 보듯 뻔하기 때문입니다. 따라서 좋은 대장내시경 약을 마셔서 대장 속을 깨끗이 청소하는 것은 대장내시경검사 전에 꼭 완수해야 하는 필수 과정입니다.

그림12. 깨끗한 정결 후 상태(좌) 불량한 정결 후 상태(우)

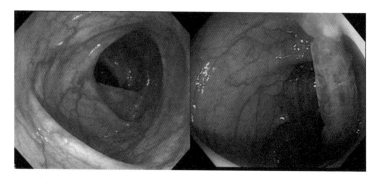

　그러나 장 청소의 중요성에 대한 인식 부족과 함께 대장내시경 약 복용의 어려움으로 인해 종종 장 청소 상태가 안 좋은 채로 대장내시경검사를 받으러 오는 분들이 있습니다. 대장내시경 약을 마시는 것이 너무 힘들어서 복용법대로 다 마시지 못한 결과이거나 때론 마시는 중간에 역겨움으로 인해 심하게 토하는 바람에 장을 충분히 씻어내지 못했기 때문입니다.

　따라서 필요한 양을 쉽게 다 마실 수 있고, 구토 가능성도 적으며, 장 청소 능력도 뛰어난 대장내시경 약의 필요성은 아무리 강조해도 지나치지 않습니다. 장을 깨끗하게 씻어내야 정확한 대장내시경검사가 이루어질 수 있기 때문입니다.

한 논문에 의하면 장 청소 상태가 불량할 경우 용종 발견율이 무려 42%나 감소했다고 합니다. 1cm 크기 이하의 용종은 47%나 발견하지 못했습니다. 장 속이 깨끗하게 청소되지 않으면, 용종 2개 중 1개를 놓치는 셈입니다.

이와 같이 마시기 어려운 대장내시경 약은 장 청소 상태를 불량하게 만들어 정확한 대장내시경검사를 가로막는 최대의 방해꾼입니다. 정확한 대장내시경검사를 받고 싶으십니까? 좋은 대장내시경 약을 사용하는 병원을 찾으십시오.

대장암, 자칫 놓칠 수도 있다

　많은 분들이 '내시경검사는 어떻게 하든 다 같은 게 아닌가?'라는 오해를 합니다. 그러나 실제로는 내시경검사만큼 조건에 따라 결과에 차이가 많은 검사도 없습니다.

　사실 검사 결과에 차이가 나는 것은 위내시경검사나 대장내시경 검사나 마찬가지입니다. 조기 위암은 위조지폐 같아서 구분해 내기가 쉽지 않습니다. 주변 조직과 잘 구분이 되지 않기 때문입니다. 그래서 잘 비워진 위 속을 꼼꼼히 검사해야 조기 질환의 발견 가능성이 높아집니다.

더구나 대장내시경검사 중에는 위내시경검사보다 신경을 더 많이 써야 합니다. 대장은 굴곡이 심한 장기라서 용종은 물론 심지어는 작은 암까지도 숨을 수 있는 곳들이 있기 때문입니다. 장 청소를 위해 힘들게 약을 먹더라도 대장 속에 여전히 변 덩어리나 변 물이 남아 있기도 합니다. 이런 원인들 때문에 작은 대장용종은 말할 것도 없고 대장암도 놓칠 수 있다는 게 연구 논문들의 결론입니다.

Bressler 등은 1997년부터 2002년까지 5년 동안 캐나다 온타리오주 공공 암 등록 데이터베이스에 새로 등록된 대장암 환자를 리뷰해, 과거 6개월에서 36개월 사이에 대장내시경검사를 받았던 12,487명의 환자를 분석해 봤습니다. 그 결과, 대장내시경검사로 대장암을 발견하지 못한 위음성률低陰性, false negative, 암이 있는데 정상이라고 오진하는 비율이 3.4%에 이른다고 보고했습니다. 이들은 힘들게 대장내시경검사를 받았음에도 불구하고 장 속에 숨어 있는 대장암을 발견하지 못하고 놓쳤던 것입니다.

이런 불상사를 막기 위해서는 숙련된 의사에게 검사 받는 것

이 중요합니다. 그러나 아무리 숙련된 의사라고 하더라도 대장
용종을 비롯한 모든 병소를 100% 다 찾아내지 못할 수도 있습
니다. 그래서 정기적인 대장내시경검사를 받아서 자주 확인해
보는 것이 꼭 필요합니다.

숙련된 의사와 미숙련 의사의 차이

대장내시경검사는 위내시경검사보다도 배우기가 많이 어려운 검사입니다. 사람마다 형태가 다르고 굴곡이 심한 대장 속으로 장천공 등의 합병증 없이 내시경 스코프를 삽입하기 위해서는 특별한 기술과 다양한 경험이 필요하기 때문입니다. 그래서 대장내시경검사를 수행할 수 있는 기초 능력을 갖추기까지는 최소 200례 이상의 대장내시경검사 경험이 쌓여야 한다고 합니다. 그러나 이 수치는 말 그대로 최소 수치입니다. 온갖 다양한 형태의 대장 속으로 항상 내시경을 안전하게 삽입하고 어떤 상황에서도 성공적으로 장 속을 정확히 관찰하기 위해서는 수천 건, 더 좋게는 수만 건의 검사 경험이 쌓여야 합니다.

　내시경 스코프 삽입 난이도는 검사 받는 분의 체형과 비만도, 과거 수술력의 유무, 장 정결도 등 여러 요인에 따라 큰 차이가 납니다. 그러나 경험이 많은 의사는 난이도와 무관하게 늘 손쉽게 그리고 정확하게 검사를 시행합니다. 하지만 경험이 부족한 의사들은 난이도가 쉬운 경우엔 숙련된 의사 못지 않게 잘 하지만 어려운 경우엔 몇십 분간씩 고전하기도 하고 끝까지 내시경을 삽입하는데 실패하기도 합니다. 또 삽입 과정이 힘들면 자칫 장천공 등의 합병증이 발생할 수도 있습니다.

　따라서 정확한 검사는 물론 안전한 검사를 위해서도 경험이 많은 의사에게 검사를 받는 게 좋습니다. 참고로 대한대장항문학회에서는 각 의사의 검사 실적 등을 토대로 내시경전문의 수련 인증 지도의를 지정하고 있습니다. 따라서 지도의 자격이 있는지 확인하는 것도 경험 많은 의사를 구별하는 좋은 방법이 될 수 있을 것입니다.

정확한 검사를 위한 진료 환경

최적의 진료 환경이란 최고 성능의 내시경 장비를 갖추고 검사 받는 한 분 한 분에게 충분한 시간을 할애해 검사해드릴 수 있는 진료 여건을 말합니다. 대장내시경 장비는 겉모양은 비슷비슷해도 제조회사와 모델에 따라 큰 성능 차이가 있습니다. 내시경 장비의 성능은 얼마나 조작이 쉽고 정밀하냐 하는 것도 있지만 작은 병소를 얼마나 선명하게 구분해 볼 수 있게 해주느냐 하는 데 달려 있습니다. 이런 성능 차이에 따라 가격 차이도 큽니다. 좋은 성능의 내시경 장비를 사용해야 정확한 검사를 해드릴 수 있다는 것은 자명한 일입니다.

또한 충분한 시간 동안 대장 속을 관찰할 수 있는 여건이어야 합니다. 대장은 그 길이가 매우 길 뿐만 아니라 굴곡진 부위가 많아 구석구석 모든 부위를 자세히 관찰하기 위해서는 시간이 많이 필요하기 때문입니다. 더구나 장 청소 상태가 좋지 않은 경우엔 장 속에 남아 있는 내용물을 내시경 스코프의 통로channel를 통해 빨아낸 후 가려졌던 부위까지 꼼꼼히 관찰해야 합니다. 그러기 위해서는 충분한 검사 시간이 확보되어야 합니다.

그러나 관찰시간이 절대 기준은 아닐 것입니다. 검사 의사의 숙련도와 장비의 성능에 따라 더 짧은 시간으로도 더 정확한 검사를 할 수 있고 때론 오랜 시간 관찰을 해도 정확도가 떨어질 수도 있기 때문입니다. 따라서 성실하게 검사를 했는가 여부는 관찰시간만 가지고 기계적으로 판단하는 것보다는 최종 결과인 용종 발견율로 평가하는 것이 맞습니다.

연말에 내시경검사를 받으면 왜 안 좋을까?

매년 연말이 다가오면 모든 건강검진센터들이 몸살을 앓습니다. 평소보다 3~4배 몰려오는 검진자들 때문입니다. 그 결과 검사를 받기 위해서만 1~2시간 이상을 대기하기 일쑤입니다. 뿐만 아닙니다. 검진 예약을 하려고 수차례 전화를 해도 연결이 안 되는 경우가 다반사입니다.

이렇게 검진받는 분들이 연말에 몰리는 이유는 이미 잘 알고 계실 것입니다. 해당년도 공단검진을 연말까지 마쳐야 하기 때문입니다. 이런 불편을 겪지 않으시도록 상반기 혹은 늦어도 9월까지는 검진을 받으시면 좋은데 이런 저런 일들로 바쁜 와중에 깜빡 잊고 지내다가 연말에 부랴부랴 검진을 받으려는 분들이 많다 보니 이런 불편이 연례 행사로 반복됩니다. 그래서 저희 병원에서는 기존 고객 분들의 생일에 맞춰 검진 안내문을 보내드리고 있습니다. 모든 분들이 생일 전후로 검사를 받는다면 연말에 검진이 몰리지 않을 것이기 때문입니다.

그런데 연말 검진은 혼잡에 따른 불편만이 아닙니다. 실은 더 중요한 문제가 있습니다. 그것은 검진을 충실히 받지 못할 가능성이 있다는 것입니다. 예약이 밀리는 연말에는 각 환자분에게 할당해 드리는 검사 시간이 줄어들 수 있기 때문입니다. 특히 내시경검사의 경우 할당 시간이 짧아지면 부실한 검사로 이어질 가능성이 높아집니다.

위내시경은 남아 있는 물이나 거품 등을 일일이 흡인하거나 제거하며 검사를 해야 하는데 시간에 쫓기면 철저한 검사를 하지 못할 수도 있습니다. 대장내시경검사는 더 그렇습니다. 시간에 쫓겨 서두르다 보면 내시경을 삽입하는 과정에서 천공이 발생할 위험이 높아질 뿐만 아니라 구불구불하게 굴곡진 사각지대를 철저하게 살펴보지 못할 수도 있습니다. 대장내시경검사는 최소 6분 이상의 관찰시간이 필요합니다만 바쁘면 2~3분만에 끝내야 할 수도 있기 때문입니다.

또 수면내시경을 할 경우 검사 중이나 검사가 끝난 후에 철저한 모니터링을 해야 하는데 내시경실이 혼잡스럽다 보면 이런 부분도 소홀해질 위험이 있습니다. 이처럼 바쁜 연말에 검진, 특히 내시경검사를 받는 것은 검진을 받으시는 분에게 좋을 게 하나도 없습니다. 따라서 아무리 바쁘시더라도 초가을까지는 미리미리 검진을 받으실 것을 권해드립니다. 각자 태어난 달에 검진을 받으신다면 이런 복잡한 문제가 쉽게 해결될 것이라 생각합니다.

우수 대장내시경센터의 조건

　의료 선진국들에서는 대장내시경검사를 시행하고 있는 검진센터의 질 평가를 매우 중요하게 다루고 있습니다. 의학계에서 통용되는 대장내시경센터 질 평가의 세 가지 주요 요소key factor는 ① 선종 발견율ADR, adenoma detection rate, ② 맹장까지 삽입 성공률, ③ 관찰시간입니다.

　즉, 대장내시경을 시행하는 검진센터는 적어도 다음의 기준을 넘어야 한다고 되어 있습니다.

① 선종 발견율ADR: 50세 이상 남성: 30% 이상

50세 이상 여성: 20% 이상

② 맹장 삽입 성공률: 95% 이상

③ 관찰시간: 6분 이상

따라서 대장내시경검사를 받기 전에 가고자 하는 병원이 위의 세 가지 조건을 충족하고 있는지 반드시 확인을 해보시는 것이 좋습니다. 특히 이 중에서도 가장 중요한 것은 선종 발견율입니다. 관찰시간 기준은 사실 선종 발견율을 높이기 위한 보조 수단이며, 맹장 삽입 성공률 기준도 숙련된 의사가 검사를 하고 있는지 확인하기 위한 것으로서 이 또한 양호한 선종 발견율을 담보하고자 하는 목적이라고 볼 수 있습니다.

하지만 저에게 기준을 정하라고 한다면 위의 기준 외에 '얼마나 편한 대장내시경 약을 사용하는가?'라는 항목을 포함시킬 것입니다. 대장내시경 약 복용의 어려움은 장 청소 상태에 악영향을 줄 수 있고, 장 청소 상태는 용종 발견율에 가장 큰 영향을 미치기 때문입니다. 즉 장 청소 상태가 좋고 나쁨에 따라

용종 발견율이 2배까지 차이가 날 수 있다고 알려져 있습니다.

그러나 안타깝게도 어딜 가야 정확한 검사를 받을 수 있는지 따져 보는 분들이 많지 않은 것 같습니다. 아마도 어느 병원에 가더라도 검사 결과는 동일할 것이라는 믿음 때문일 것으로 생각됩니다. 이렇다 보니 각 병원에서도 선종 발견율 등의 지표를 관리해야 할 필요성을 크게 느끼지 않습니다.

힘든 준비과정을 거쳐서 받는 대장내시경검사 그리고 대장 용종만 모두 발견해서 제거하면 대장암을 예방할 수 있게 해주는 대장내시경검사가 정확하게 시행되지 못한다면 매우 안타까운 일이 될 것입니다. 이를 위해서는 검사 받는 분들의 적극적인 태도 변화가 필요합니다.

숙련된 의사, 좋은 진료 환경 그리고 성공적인 장 청소라는 3 요소가 조화를 잘 이루어야 달성할 수 있는 우수대장내시경 센터 질 관리 기준을 꼭 기억하시는 것이 좋겠습니다.

대장내시경검사를 실패하셨습니까?

    대장은 구불구불하고 하수_{下垂}, 즉 수양버들처럼 축축 처져 있는 경우들이 있기 때문에 내시경 스코프를 삽입하는데 어려움을 겪는 경우가 많습니다. 그래서 대장내시경검사는 검사 중에 통증을 많이 유발하고 그래서 결국 수면대장내시경검사를 선호하는 것입니다. 이렇게 수면대장내시경검사를 하면 통증은 없앨 수 있지만 수면으로도 해결하지 못하는 것이 한 가지 있습니다.

    많은 분들이 내시경 삽입 실패라는 말은 들어보지 못 했을 것입니다. 검사를 받으면 누구나 다 성공적으로 장을 관찰해

볼 수 있을 것으로 생각합니다. 그러나 맹장까지 내시경 스코프를 삽입하지 못하는 삽입 실패가 종종 있습니다. 결국 검사를 하고도 대장 전체를 다 보지 못하고 일부만 관찰하는 것이기 때문에 검사 결과가 불완전해지는 것이지요. 이것은 불법 건축물이 있나 없나 검사하면서 일부 지역은 빼놓고 살펴보는 것과 같습니다. 결국 검사의 의미가 반감되는 것입니다.

허리가 길고 호리호리한 분들이나 복부 비만이 심한 분들 중에 이렇게 내시경 삽입이 힘든 경우들이 많이 있습니다. 또 과거에 복부 수술을 한 경력이 있거나 게실염을 반복해 앓아서 유착이 심하게 생겨 있는 분들도 내시경 삽입이 힘듭니다.

이런 경우들이 종종 있기 때문에 우수 대장내시경센터의 기본 조건 세 가지 중의 하나로 '맹장 삽입 성공률〉 95%'이 들어있는 것입니다. 그런데 95% 성공률도 결국 20명 중에 1명에서는 대장 전체를 보는 데 실패한다는 의미입니다.

우수 내시경센터의 조건이 이 정도라는 것을 아시면 걱정이 되실 것입니다. 그러나 100% 가까이 삽입 성공을 하는 내시경센터들도 찾아보면 있습니다.

　자신이 삽입 실패의 가능성이 있는 분들이라면 성공적인 대장내시경검사를 위해 우수 내시경센터를 잘 분별해 선택하시는 것이 좋습니다.

VII
대장내시경
Q & A

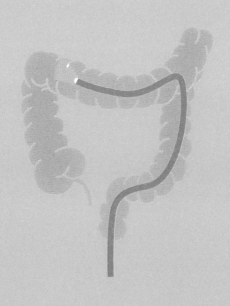

대장내시경검사, 몇 살에 시작해야 하나요?

    많은 분들이 대장내시경검사를 언제 하면 좋을지 궁금해 하십니다. 진료하는 의사마다, 찾아보는 정보마다, 서로 말이 달라 혼란스럽기도 합니다. 그러나 자기 건강은 자신이 챙겨야 되니까, 조금은 조심스러운 입장에서 생각해 보는 게 좋겠지요?

    국민건강보험공단 암 검진 프로그램에서는 50세부터 대장내시경검사를 시행하도록 되어 있습니다. 그것도 변 속에 피가 있는지 보는 검사인 분변잠혈검사를 먼저 해서 피가 있다는 양성 반응이 나온 경우에서만 대장내시경검사를 할 수 있게 되어 있습니다. 그러나 이런 원칙은 대장암을 조기 진단하는 데서 더 나아가 용종을 절제해 대장암을 아예 예방하자는 대장암검진의 목표를 달성하기에는 부족한 점이 많습니다.

첫째, 분변잠혈검사 양성, 즉 변 속에 피가 발견된 경우에만 대장내시경검사를 하는 것은 위험할 수 있습니다. 출혈이 없는 초기 대장암도 많으며, 대장암의 씨앗인 대장용종은 대부분 출혈과 무관하기 때문입니다. 따라서 분변잠혈검사가 음성으로 나왔다고 하더라도 대장암이 자라고 있을 수도 있고, 대장암 씨앗인 선종이 자라고 있을 가능성은 항상 있습니다. 그렇기 때문에 대장암의 예방과 조기진단을 위해서라면, 분변잠혈검사를 거치지 말고, 처음부터 대장내시경검사를 하는 것이 좋습니다.

둘째, 50세에 대장암 검사를 처음 시작하는 것은 너무 늦을 수 있습니다. 통계청 자료에 의하면 전체 대장암의 10% 정도는 30~40대에서 발생합니다. 더구나 대장암의 씨앗인 선종은 40대에 남성은 30% 이상에서, 여성은 15% 이상에서 발견됩니다. 이런 점들을 감안할 때, 50세에 대장내시경검사를, 그것도 분변잠혈반응 양성일 경우에 한해서 처음 시작하는 것은 사회

전체의 비용 효과cost effectiveness 측면에서는 타당할지 모르지만, 각 개인의 건강과 생명을 우선하는 입장에서는 너무 안이한 대처입니다.

이상으로 볼 때, 모든 분들은 40세가 되는 해에 대장내시경 검사를 꼭 한번 받아보는 것이 좋습니다. 만일, 가족 중에 40세 전후의 젊은 나이에 대장암이 발병한 분이 있다면, 혹은 조금이라도 대장암이 의심되는 증상이 있다면 30대 초라도 대장내시경검사를 받아 보는 것이 좋습니다.

그러나 사실 저의 솔직한 심정은 30세부터는 누구에게나 대장내시경검사를 권하고 싶습니다. 대장암은 조기 발견하는 병이 아니라 미리 싹을 찾아 제거해야 하는 병이기 때문입니다.

20대인데 대장내시경검사를 받아야 하나요?

　　대장내시경검사는 궤양성 대장염 등 양성질환을 진단하기 위한 목적도 있지만 대장암의 진단 혹은 예방을 위해 시행하는 경우가 대부분입니다. 대장암검진은 국가 암 검진 프로그램상으로는 50세에 시작하는 것으로 되어 있습니다. 대상자들은 먼저 분변잠혈검사, 즉 변을 조금 채취해 이 속에 피가 섞여 있는지를 먼저 검사하고 여기에서 양성 즉 피가 섞여 있는 것이 확인된 분들에 한해 대장내시경검사를 하는 것입니다. 따라서 20대인 분들은 대장암검진 대상이 되기까지 아직도 한참 남아 있기 때문에 적극적으로 건강검진 목적의 대장내시경검사를 권

202

해드리는 것엔 무리가 있습니다.

그럼 20대 분들은 대장내시경검사에 전혀 관심을 가질 필요가 없을까요? 전 개인적으로 그렇지 않다고 생각합니다. 왜냐하면 대장암은 이미 10대에도 발생하며 20대 후반에 이르면 4만 명당 1명 정도로 발생하기 때문입니다.

그러나 이보다 더 중요한 것은 97%의 대장암이 사마귀처럼 생긴 용종(선종성 용종)의 단계를 거쳐서 5~10년의 시간 차를 두고 발생한다는 점을 고려해야 한다는 것입니다. 즉 대장암이 나름 증가하기 시작하는 시기인 30대 중후반에 대장암이 발견된 분들은 사실 20대 후반에 생긴 선종성 용종이 원인이 된 것입니다. 따라서 이때 대장내시경검사를 통해 선종을 미리 제거했다면 30대 중 후반 나이에 대장암의 고통을 경험하지 않아도 됐을 것이기 때문입니다.

평소 변이 불규칙하고 복통과 복부팽만이 있거나, 대변에 피가 섞여 나온다면 나이와 상관없이 대장내시경검사를 받아보시는 것이 좋습니다. 또한 가족이나 부계 혹은 모계 친척들 중 대장암 환자가 있다면 더욱 신경을 쓰는 것이 좋습니다.

더 나아가 아무런 가족력도 없고 아무런 증상이 없어도 자신의 건강을 위해 대장내시경검사를 받아보는 것도 나쁘지 않다고 생각합니다. 과거와는 달리 최근엔 대장내시경 약 먹는 것도 훨씬 쉬워졌고, 수면내시경 등 전혀 통증 없는 검사가 가능해져 대장내시경검사의 문턱이 매우 낮아졌기 때문입니다. 대장내시경검사, 20대 분들도 망설일 이유가 전혀 없습니다.

30대 대장암 발생률은 10,000명당 1명꼴입니다. 이는 우리 모두 잘 알고 있는 백혈병의 전체 발생률보다 2배 가까이 되는, 결코 적지 않은 숫자입니다. 따라서 30대가 비록 국가 대장암 검진 대상은 아니지만 대장내시경을 강 건너 불처럼 보는 것은 맞지 않다고 생각합니다. 국가 검진은 국민의 건강 보호를 위한 사업이지만 이 사업을 시행하는 데 드는 비용을 고려하지 않을 수 없기 때문에 비용-효과 즉 가성비를 따져서 설계가 될 수밖에 없지요. 즉 검진 사업 결과로 질병을 조기 발견해 얻는 비용 절감 효과와 사업 투자 비용을 따져보지 않을 수 없는 겁니다. 따라서 국가 검진 사업은 각 개인의 건강을 완벽하게 지켜주는 게 1차 목적이 아니라, 사용 가능한 재원을 어떻게 사용해야 가장 효과적으로 국민 건강을 보호할 수 있는가 하는 관점을 가지고 설계되어 있습니다.

그러나 우리 각자에게는 그런 사회적인 비용 효과가 아니라, 나 자신의 생명이 그 무엇보다 중요합니다. 그렇기 때문에 국가 검진사업에만 내 건강을 전적으로 맡기는 것은 부족한 부분이 많습니다. 따라서 사망 원인의 상위권을 차지하는 각종 암과 심혈관 질환 등에 대한 건강 검진은 검진 가이드라인보다 더 적극적으로 받는 것이 좋습니다.

이 중에서도 투자 대비 가장 효과적인 암 검진이 하나 있습니다. 그건 바로 대장내시경검사입니다. 다른 암 검진은 최대 목표가 암의 조기 발견이지만 대장내시경검사의 주 목적과 역할은 대장암 발생을 아예 차단하는 것입니다. 예를 들어 위내시경검사를 한 달에 한 번씩 받는다고 해도 위암을 조기 발견하는 것이 최대의 성과이지 위암을 예방할 수 있는 것이 아닙니다. 그러나 '선종-암 연속'이라는 대장암의 아주 독특한 발생기전 덕분에 정기적인 대장내시경검사를 해서 선종을 발견해 제거한다면 대장암의 97%를 아예 차단시킬 수 있는 것입니다. 대장암의 씨를 말린다고 생각하시면 됩니다. 더구나 선종에서 암으로 진행되는 과정은 5~10년이 걸리기 때문에 30대에 30~40%에서 발견되는 선종을 대장내시경으로 미리 제거한다면 40대에 발생할 대장암을 사전에 제거하는 것과 같습니다. 40대는 대장암이 본격적으로 발견되는 시기입니다. 따라서 이를 막기 위해 30대에 대장내시경검사를 받는 것은 선택이 아니라 필수라고 말씀드릴 수 있습니다.

40대인데 대장내시경검사를 받아야 하나요?

국가 대장암 검진은 50세에 시작이 됩니다만 대장암이 본격적으로 시행되는 시기는 40대부터입니다. 더구나 한국인의 대장암은 서양인에 비해 10년 일찍 본격화된다는 보고도 있습니다. 대장암 검진은 이미 대장암이 발생한 경우 조기 발견을 한다는 취지입니다. 그러나 대장내시경검사는 대장암이 생기기까지 기다렸다가 이를 조기 발견하는 검사가 아니라 대장암의 씨앗이라고 할 수 있는 선종을 미리 발견해 제거해줌으로써 대장암의 발생을 아예 차단하는 검사입니다. 실제로 이런 선종이 40대 성인에서는 벌써 40~50%에서 발견이 되고 있습니다. 이들 선종 가운데 5~30%에서 결국 5년에서 10년 사이에 대장암이 생기니까 이들을 제거하지 않으면 암으로 열매가 맺혀질 때까지 계속 기다린다는 의미가 됩니다. 대장암의 대부분이라고 볼 수 있는 97%의 대장암은 이런 '선종–암 연속'이라는 기전을 통해 선종에서 발생합니다. 이런 걸 생각하면 최소 40대가 되어서는 대장내시경검사를 꼭 받아봐야 할 것입니다.

참고로 같은 내시경인데도, 가령 위내시경검사는 매주마다 받는다 해도 위암을 절대 예방하지는 못합니다. 기껏해야 조기 발견입니다. 그러나 대장내시경검사는 특이하게도 그 대상이 되는 대장암의 조기 진단을 넘어 아예 대장암 자체를 생기지 않도록 사전 조치를 할 수 있는 검사입니다. 이렇게 암을 사전에 예방할 수 있는 다른 검사는 전혀 없습니다.

이렇게 중요한 대장내시경검사인데도 불구하고, 아직도 검사 받는 분들의 비율이 20~30% 정도밖에 되지 않습니다. 그 이유가 무엇일까요?

더구나 요즘은 수면내시경이 널리 보급되어 있고, 또 많은 병원들에서 검사 중에 장을 펼쳐 주기 위해 주입하는 가스로 실내 공기 대신 의료용 이산화탄소 가스를 사용하기 때문에 검사 받는 동안은 물론이고 검사가 끝난 후에도 거의 통증이 없는데도 말입니다.

그 이유는 바로 대장내시경을 받기 전에 장 청소를 위해 먹는 대장내시경 약 즉 장정결제를 마시기가 매우 힘들다고 알려져 있기 때문입니다. 그러나 기뻐하십시오. 마지막 남은 장애물인 대장내시경 약 문제도 많이 해결이 되었습니다. 세계 최소량인 1.38L만 마시고 맛도 레몬주스처럼 상큼한 대장내시경 약이 최근 국내에서 개발되어 사용되고 있습니다.

이제 대장내시경검사의 세 가지 허들, 즉 검사 중 복통과 검사 후 복통 그리고 고통스러운 대장내시경 약, 세 가지 모두 해결이 되었습니다. 그러니까 아직도 대장내시경검사를 받지 않으신 40대 분들이 계시다면, 대장암을 아예 차단할 수 있는 절호의 기회인 대장내시경검사를 미루지 말고 이번 기회에 반드시 받아보시기 바랍니다.

50~60대는 대장내시경검사를
꼭 받아야 할까요?

　네, 반드시 받으시는 것이 좋습니다. 보수적으로 시행되고 있는 국가 건강검진에서도 50세에 대장암 검진을 시작합니다. 즉 50세부터는 국가 건강검진을 통해 적극적으로 조기 발견해 치료를 하는 게 비용-효과 측면에서도 유리하다는 의미입니다. 그만큼 50대는 이미 대장암 발생 위험이 상당히 높은 연령대라고 보면 되고 이후 나이가 들수록 대장암 발생률은 점점 더 높아집니다.

　더구나 대장내시경검사의 주 목적은 대장암의 조기 발견에서 끝나지 않고 선종을 발견해 미리 제거함으로써 대장암 발생 자체를 막자는 데 있습니다. 따라서 앞으로 점점 더 발생 위험성이 높아지는 대장암을 미리 차단하기 위해서 50대인 분들은 한 분도 빠짐없이 정기적인 대장내시경검사를 받으실 것을 적극 권장해 드립니다.

특히 50~60대는 자녀들의 뒷바라지에 마지막 힘을 쏟을 연령대이신데 혹시라도 이 시기에 몹쓸 병이라도 걸린다면 가정에 큰 불행입니다. 따라서 자신의 건강뿐만 아니라 가족들의 행복을 위해서도 대장내시경검사를 비롯한 정기 건강검진을 꼭 받아보시길 바랍니다. 암을 미리 예방할 수 있는 유일한 검사인 대장내시경검사를 기피하다가 대장암에 걸리게 되면 더 많이 억울할 수밖에 없기 때문입니다.

2020년 국가 통계에 의하면 한국인의 70세 기대 여명은 17
년, 79세 기대 여명은 10년 6개월입니다. 이 정도의 기간이라
면 선종에서 시작되어 대장암으로 진행되기에 충분한 기간입
니다. 또한 70대 어르신의 선종 발견율은 50%가 넘습니다. 즉
두 분 중 한 분은 선종을 갖고 있습니다. 따라서 대장내시경검
사를 통해 이들 선종을 제거해야 5~10년 후 대장암으로 진행
되는 것을 방지할 수 있습니다.

선종이 5~10년에 걸쳐 대장암으로 진행되는 것을 선종-암
연속이라고 하는데, 대장암의 무려 97%, 그러니까 거의 대부분

의 대장암은 선종을 제거하면 발생 자체를 차단할 수 있습니다.

과거 대장내시경은 매우 힘든 검사였습니다. 검사 자체가 복통을 많이 유발하고 검사가 끝난 후에도 검사 중에 주입한 장속 공기가 방귀로 배출되기까지 수 시간 동안 배가 뒤틀리는 복통이 있었습니다. 거기다 검사 전 장 청소를 위해 마시는 대장내시경 약도 양이 3L 전후로 너무 많고, 맛도 고약한 경우가 많아 검사를 준비하는 단계부터 고통의 연속이었지요.

그러나 근래 들어 수면대장내시경이 보편화되면서 검사 중 통증은 거의 없어졌고, 또 장을 펼쳐 보는 용도로 실내 공기 대신 의료용 이산화탄소 가스를 장 속에 주입하면 불과 15분 내에 장점막을 통해 모두 흡수되기 때문에 검사가 끝나자마자 배속도 바로 편안해 집니다. 그리고 대장내시경 약도 잘 찾아보시면 편한 약이 있습니다.

혹시 많은 연세가 걱정이신가요? 영국에서 발표된 85세 이상 100세까지의 환자 316명을 대상으로 한 연구결과에 의하면 고령의 나이가 대장내시경검사의 합병증을 증가시키지 않는다고 결론을 내리고 있습니다. 따라서 70대 어르신들은 더욱더 염려할 필요가 없습니다. 이젠 대장내시경검사를 두려워해야 할 이유가 다 사라졌으니 더 적극적으로 대장내시경검사를 받아보시길 권해드립니다.

80대에도 대장내시경검사를 받아야 할까요?

개인적으로 이 연령대의 어르신들께 상담하는 일이 제일 어렵습니다. 요즘은 90세를 넘겨 사시는 분들이 적지 않으며 실제로 80세 어르신의 평균 여명이 9년 정도 됩니다. 따라서 적극적으로 건강을 챙기길 원하시는 분이라면 80대 초반까지는 대장내시경검사를 받아 보실 것을 권해드립니다. 더구나 이 연세엔 선종을 갖고 있을 가능성이 50%를 넘는데 이들 선종이 향후 5~10년 이내에 대장암으로 진행될 가능성이 있기 때문입니다. 암으로 진행될 가능성이 있는 선종을 일부러 방치할 이유는 없겠지요.

다행히 선종은 대장내시경검사 중에 쉽게 확인되며 또 어렵지 않게 제거할 수 있는 점막의 작은 혹입니다. 따라서 80대 초반의 어르신이라면 마지막으로 대장내시경검사를 받으시고 혹시 선종이 있으면 제거해준다면 남은 여생 동안 대장암의 공포로부터 거의 완벽하게 벗어날 수 있습니다.

90세 이상인데도
대장내시경검사를 받아야 하나요?

90세가 넘으셨다고요?

먼저 장수하고 계신 것을 축하드립니다. 간혹 보면 90세가 넘었는데 변을 잘 못 보신다거나 항문출혈이 있다면서 대장내시경검사가 필요한지 질문하시는 분들이 있습니다. 답은 당연히 '네'입니다. 영국에서 발표된 85세 이상 100세까지의 환자분 316명을 대상으로 한 연구결과, 고령의 나이가 대장내시경검사의 합병증을 증가시키지 않는다고 결론을 내리고 있기 때문입니다. 따라서 대장질환이 의심되는 증상이 있고, 심장이나

폐 기능에 심각한 문제가 없다면 대장내시경검사를 조심스럽게 시행해 보실 수 있습니다.

다만 대장 증상이 없는 분들이 건강검진을 위해 대장내시경검사를 받아야 하는 것은 크게 권해드리고 싶지 않습니다. 그건 대장암의 97%가 선종이라는 작은 혹으로부터 발생하는데 이에 소요되는 기간이 5~10년 정도 걸리는 것으로 알려져 있습니다. 더구나 암도 고령에서는 자라는 속도가 매우 느립니다. 따라서 증상이 없는 상태에서 90대 어르신이 굳이 검사를 받으실 필요는 없을 것 같습니다. 다만 변 굵기가 갑자기 가늘어졌거나, 체중 감소가 심하거나 원인을 알 수 없는 빈혈이 있거나 배에 만져지는 덩어리 혹이 있다면 의사의 상담을 받아보시고, 대장암이 의심된다면 대장내시경검사를 받아 보시는 것이 좋겠습니다.

대장내시경검사, 얼마나 자주 받아야 하나요?

위내시경을 비롯해 대부분의 검사는 1~2년마다 한 번씩 받는 게 일반적입니다. 그러나 대장내시경검사는 4년에 한 번 정도 받으면 됩니다. 다른 검사들은 모두 질병의 조기 발견이 목적이라서 되도록 자주 검사를 받는 것이 맞습니다. 오늘 검사에서 정상이라도 최악의 경우 바로 내일부터 암이 시작될 수도 있기 때문입니다. 하지만 대장내시경검사는 대장암을 예방하는 것이 목적이며, 거의 전부라고 할 수 있는 97%의 대장암은 눈으로 구분할 수 있는 선종이라는 작은 혹에서부터 5~10년에 걸쳐 진행됩니다. 즉, 선종을 한차례 싹 제거해 준 밭에서 새로

싹튼 선종이 암으로 진행되기까지 5~10년이 걸리기 때문에 자주 장 속을 샅샅이 살펴볼 필요가 없는 것이지요.

그렇다면 5~10년에 한 번 검사를 하면 될까요? 그러기엔 조금 불안한 점이 있습니다. 그 이유는 무엇일까요?

첫째, 선종에서 암이 되기까지의 5~10년이 걸린다는 소요 기간이 사실과 다를 가능성이 있습니다. 정확한 소요 기간을 알아보려면 선종을 절제하지 않고 그대로 방치한 채 암이 되기까지 정기적인 관찰을 해야 하는데 이는 의료 윤리적으로 불가능합니다. 따라서 5~10년은 추정치일 뿐입니다.

둘째, 대장내시경검사를 한다고 해서 이미 생겨 있는 선종들을 100% 빠짐없이 발견하지 못하는 경우들이 많이 있습니다. 먼저 대장의 구조 자체가 구불구불하게 꺾인 데다가 장 모양도 볼록볼록하게 굴곡져 있기 때문에 검사 중에 사각지대가 있을 수 있다는 점입니다. 또한 청소 상태가 잘 안돼서 변이 군데군데 남아 있다면 이들 찌꺼기들 사이에 선종이 가려져 있을 수 있습니다. 이런 이유들이 겹쳐져 대장내시경검사를 했음에도 불구하고 발견하지 못한 채 남겨진 선종이 있을 가능성이 종종 있습니다.

셋째, 비록 3%에 불과하지만 '선종-암 연속'의 발생기전을 따르지 않는 유전성비용종증대장암 HNPCC, Hereditary Non-Polyposis Colon Cancer 이 언제 어디에 생길지는 아무도 예측할 수 없습니다.

이런 이유들 때문에 4년마다 한 번씩 정기적으로 검사를 받을 것을 권해드립니다. 단 선종이 발견되어 절제한 경우엔 중간에 한 번 더, 즉 2년 후에 다시 검사를 받으시는 것이 좋습니다. 2년과 4년을 주기로 삼는 것이 좋은 또 다른 이유는 국가공단검진이 매 2년마다 시행되기 때문에 이 주기와 맞춰서 할 수 있다는 데 있습니다.

대장내시경 받기 전,
음식 조절은 어떻게 하나요?

    대장내시경 준비 안내 종이에 보면 먹어서는 안 되는 수십 가지의 음식 이름들이 빼곡히 적혀 있습니다. 이 안내문을 받아 드신 분들은 아마 답답하실 겁니다. 더구나 3일 내내 안내문을 들고 다니면서 이런 음식들을 가려 먹는다는 게 쉬운 일도 아니고, 밖에서 식사를 하시는 분들은 깜빡하고 먹어서는 안 되는 음식을 드시는 경우들도 적지 않습니다.

    그렇다면 음식에 주의하지 않을 시에는 큰일이 날까요? 그렇지 않습니다. 오랜 세월 동안 대장내시경검사를 하고 있는

제가 볼 때는 너무 지나친 감이 없지 않아 있습니다. 그러니 혹시 철저히 조심을 하지 못했다 하더라도 대장내시경 약을 믿고 너무 걱정을 하지 마시기 바랍니다.

그래도 몇 가지를 정리해 드릴 테니 다음 내용만은 꼭 지키시면 좋겠습니다.

1. 검사 3일 전부터는 종류 불문의 채소와 미역줄기는 가급적 드시지 마십시오. 특히 질기고 두툼한 섬유질을 드시지 않는 게 좋습니다. 혹시 실수로 드시게 됐거나 정 드시고 싶다면 최대한 꼭꼭 잘게 씹은 후 삼키십시오.

2. 참외, 메론, 수박 등의 단단한 씨와 검은 쌀, 생쌀, 단단한 견과류는 절대로 드시지 마십시오.

3. 검사 전날엔 흰 쌀밥이나 흰죽, 미음, 두부, 우유, 계란, 카스텔라, 흰 식빵, 아이스크림 등 부드러운 음식으로만 요기를 하십시오. 반찬으로는 간장이나 계란찜, 맑은 국을 드시면 좋습니다.

평소 식사량의 반만 드시고 가능하면 오후 4시 이전에 식사를 마치면 좋습니다. 대신 주스나 이온 음료 등은 저녁 늦은 시간까지 충분히 드셔도 됩니다.

이렇게 세 가지만 기억하시면 좋은 결과가 있을 것입니다.

물은 언제까지 마실 수 있나요?

　보통, 검사 전날 오후 늦지 않게 일찍 마지막 식사를 한 후엔 대장내시경검사가 끝날 때까지 음식물 섭취는 삼가야 합니다. 그러나 대장내시경 약 복용을 비롯해 물은 검사 3시간 전까지 드실 수 있습니다. 이때부터 검사가 끝나기까지는 가급적 물도 드시지 않는 것이 좋습니다. 다만 너무 갈증이 심하거나 많이 어지러울 경우엔 물을 조금 드셔도 됩니다.

위내시경검사나 대장내시경검사를 하다 보면 생검을 하거나 용종을 절제해야 하는 경우들이 종종 있습니다. 이때 약간의 출혈이 생길 수 있는데, 혈전용해제나 아스피린 등을 평소에 들고 계시는 분들은 지혈이 잘 되지 않을 수 있습니다. 따라서 내시경검사 전, 아스피린은 7일간, 혈전용해제는 최소 5일간 복용을 중단해야 합니다.

금식 상태로 검사를 하기 때문에 평소 당뇨약을 드시거나 인슐린 주사를 맞는 분은 저혈당 방지를 위해 검사 당일엔 이들 약도 반드시 중단해야 합니다. 혹시 장시간 금식 시 저혈당 가능성이 있는 분은 반드시 사탕이나 초콜릿을 몸에 지니고 있다가 어지러움, 불안감, 식은 땀, 두근거림 등 저혈당 증상이 나타나면 바로 드실 것을 권해드립니다. 혈압약은 평소 복용하던 대로 중단하지 말고 꼭 드시고 와야 안전하게 검사를 받으실 수 있습니다.

담당 의사와 상의하시고 이런 준비를 잘해서 안전한 검사를 받으시기 바랍니다.

대장내시경검사 후에
아무거나 먹어도 되나요?

대장내시경검사 전에는 엄격한 식이제한을 합니다. 이런 과정은 깨끗한 장 청소를 위해 꼭 필요하며, 그래야 정확하게 대장내시경검사를 할 수 있어 선종을 잘 발견해 제거함으로 대장암을 예방할 수 있기 때문입니다. 작은 조기 대장암의 발견을 위해서도 깨끗한 장 청소는 필수적입니다.

그러나 대장내시경검사 후 특히 용종 절제 후 식단에 대해서는 검사 당일엔 자극이 적은 음식을 소량으로 드시라는 권고 외에 추가적인 특별한 지침을 주지 않는 경우가 대부분입니다.

검사 다음 날부터의 식단은 큰 고려사항이 아니라는 게 의사들의 일반적인 인식이기 때문입니다. 그러나 이런 인식은 아쉬운 점이 많습니다. 그 이유에 대해 몇 가지 살펴보겠습니다.

첫째, 대장내시경검사를 위해 시행하는 철저한 장 청소는 장내 세균의 대부분을 몸 밖으로 배출시키는 결과를 초래합니다. 장내 세균의 수는 100조 마리에 이른다고 알려져 있는데 이들 대부분은 대변을 이루고 있습니다. 즉 대변의 1/3 이상이 장내 세균 덩어리입니다. 따라서 이들 변을 대부분 배출시키는 장 청소 과정으로 인해 대장 속에 남아 있는 장내 세균은 그 수가 매우 적어집니다. 세균이 적어지면 좋은 게 아닌가 생각하실지 모르겠습니다만 사실은 장내 세균은 우리 몸의 건강을 위해 꼭 필요한 존재들입니다. 물론 이들 중의 유익균이 중요한 역할을 하지만 유익균이 아닌 균들도 평소엔 서로 상호 견제를 하며 건강 상태를 유지하는데 긍정적인 역할을 하는 것입니다. 그런데 이 밸런스가 깨져 유익균이 줄어들거나 우리의 면역력이 저하되는 상황에서는 이들 비유익균들이 급격히 증식되면서 적극적인 유해균으로 작용해 우리의 건강을 해칠 수 있습니다.

따라서 급격한 대장 세척은 이들 세균간의 균형을 깨뜨리는 등 장내 환경을 교란시킵니다. 더구나 연구 논문들에 의하면 이런 교란 상태 직후엔 유익균들보다 유해균들이 더 쉽게 증식한다고 합니다. 따라서 대장내시경 후엔 식이섬유가 풍부한 식사와 유산균 제제를 꾸준히 섭취해서 장내 세균간의 균형이 건강에 유익한 방향으로 자리잡도록 노력하는 게 좋습니다.

둘째, 대장내시경검사 후 유산균 복용과 관련하여 좀더 적극적인 측면을 말씀 드리겠습니다. 요즘은 유산균 제제를 들고 계신 분들이 주변에 많습니다. 이런 유산균 제제들은 하루 100억 마리 공급하는 제품이 최대치입니다. 대개 10억 마리 전후입니다. 그런데 위에서 말씀 드린 것과 같이 평소 장내 세균의 총수는 100조 마리 정도로 알려져 있습니다. 즉 하루 10억 내지 100억 마리의 유산균을 공급해도 이들은 10,000:1의 힘겨운 경쟁을 해서 살아남아야 합니다. 이 과정이 결코 만만치 않을 것은 자명합니다.

그러나 마침 대장내시경검사를 위해 장 청소를 한 것은 좋은 기회가 될 수 있습니다. 장내 세균의 수가 급격히 감소한 덕분에 복용한 유산균 입장에서는 훨씬 살아남기가 유리한 상황을 맞은 것입니다. 따라서 이때 좋은 유산균 제제를 선택해 복용한다면 효과를 극대화 할 수 있습니다.

실제로 일부 병원에서는 "장 디톡스detox 프로그램"이라는 이름으로 1~2주간 항생제를 복용해 장내 세균 수를 감소시킨 후에 유산균 제제를 복용하게 하는 방식을 적극 시행하고 있습니다. 그러나 유산균을 복용하기 위해 치료 목적도 아닌데 항생제를 투여한다는 것은 문제가 있습니다. 그러나 장내 세균이 급감하게 되는 대장내시경검사 후의 상황은 절호의 기회인 셈입니다. 따라서 모든 분들이 이 기회를 잘 활용할 수 있다면 좋겠다는 생각입니다. 이때, 유산균의 증식을 돕기 위한 프리바이오틱스prebiotics, 즉 식이섬유를 함께 충분히 복용하시면 더욱 좋겠습니다.

용종 절제를 했는데
항생제를 안 먹어도 되나요?

    용종 절제를 하면 당연히 장 속에 큰 상처가 생기게 됩니다. 그런데 다소 이상할 수 있지만 용종절제로 상처가 생겼음에도 불구하고 의사들이 항생제를 처방하지 않는 것이 일반적입니다. 이에 대한 특별한 연구 결과는 없지만 항생제 투여는 그렇지 않아도 극도로 교란된 장내 세균총 microbiome 에 더 큰 충격을 줄 수 있기 때문이 아닌가 생각됩니다. 그리고 사실 깊지 않은 상처가 외부 공기에 노출되어 있을 때는 항생제를 처방하지 않는 게 원칙이긴 합니다. 장 속이긴 하지만 용종 절제로 생긴 상처는 외기에 노출된 것과 같기 때문입니다.

그럼에도 불구하고 장 속에는 늘 많은 세균이 증식하고 있기 때문에 드물지만 이들 상처가 감염이 될 수 있고, 그렇게 되면 용종을 절제한 자리에서 이차 출혈이 발생할 위험을 높일 수 있습니다. 이와 같이 대장 용종 절제 후 1~2주 전후로 대량의 장내 출혈이 발생하는 이차 출혈은 용종 절제 환자의 1% 정도에서 나타날 수 있습니다.

따라서 장내 세균총microbiome에 이차 충격을 줄 수 있는 항생제 투여는 하지 않더라도 용종 절제 상처의 치유를 돕는 약제를 사용하는 것은 바람직합니다. 이런 용도로 사용할 수 있게 개발된 글루타민 제제의 약제가 있습니다.

글루타민 제제는 수술 후 상처 회복에 도움을 주는 것으로 알려져 있으며 특히 장 점막 재생에 필요한 에너지의 주 공급원으로 사용되는 물질이라 장점막에 생긴 상처의 회복에 매우 유용한 약제입니다. 따라서 용종 절제 후엔 이런 글루타민 주사제를 권장해 드립니다.

대장내시경 병원 선택,
어떤 것들을 확인하면 좋을까요?

이상이 없으면 4~5년에 한 번 하는 대장내시경검사!

한번 할 때 정확하게 하는 것이 무엇보다도 중요하지요. 하지만 편안하고 안전하게 검사를 받는 것도 무시할 수는 없습니다. 그러기 위해서 대장내시경검사를 예약하기 전에 꼭 확인하셔야 할 것들 일곱 가지는 다음과 같습니다.

첫째, 어떤 대장내시경 약을 사용하나?

어떻게 보면 가장 힘들다고 알려진 대장내시경 약 복용에 대한 관심이 가장 높다고 볼 수 있습니다. 뿐만 아니라 용종 발견율에 결정적인 영향을 미치는 것이 장 청소 상태입니다. 하지만 모든 대장내시경 약은 전문의약품으로 분류되어 있어 그 정보가 매우 제한적입니다. 그러나 유효 성분 기준으로 보면 사용되고 있는 대장내시경 약의 종류가 그리 많은 것이 아닙니다. 그러니 인터넷 등에서 꼼꼼히 확인해서 복용이 쉬우면서도 효과 좋은 대장내시경 약을 선택하시는 것이 편한 검사는 물론 정확한 검사를 위해 좋습니다.

하지만 안타깝게도 병원마다 처방하는 대장내시경 약이 미리 정해져 있어 검사 받는 분이 선택할 수가 없습니다. 그러나 병원은 우리가 선택할 수 있습니다. 따라서 어떤 대장내시경 약을 사용하는가 하는 것도 병원 선택의 한 기준이 될 수 있습니다.

궁금하신 분들은 이 책 마지막에 첨부된 '국내에서 사용 중인 대장내시경 약들'을 제형별 유효성분들별로 살펴보실 수 있습니다.

둘째, 용종 발견율은 얼마나 되나?

이 부분이 사실 가장 중요합니다. 대장은 복잡한 구조로 인해 용종이 있거나 심지어는 조기 대장암이 있어도 놓치는 경우들이 있습니다. 그래서 대장내시경검사를 얼마나 정확하게 하는지 평가할 수 있는 지표인 용종 발견율을 확인해보시기 바랍니다.

표5. 주요 7개 병원 검진센터 대장내시경 수진 인원 중 연령별 용종 및 대장암 발견율

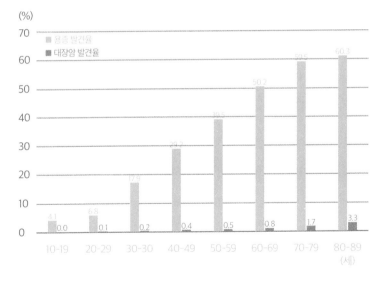

용종 발견율은 병원마다 차이가 있습니다. 대부분의 병원들에서는 20~30% 정도 되는 것으로 알려져 있으나 50%가 넘는 발견율을 기록하고 있는 병원도 있습니다. 2012년에 대장항문학회에서 발표한 일곱 군데의 상급종합병원에서 나타난 평균 용종 발견율은 35.9%였습니다.

참고로, 세계적으로 통용되는 대장내시경센터의 질 관리 quality control 지표가 있는데 다음과 같습니다.

① 선종 발견율 ADR: 50세 이상 남성: 30% 이상

　　　　　　　　　　 50세 이상 여성: 20% 이상

② 맹장 삽입성공률: 95% 이상

③ 관찰시간: 6분 이상

이 중에서도 핵심은 선종 발견율입니다.

누구나 정확한 대장내시경검사를 받고 싶은 것은 당연합니다. 그리고 검사의 생명이 정확성입니다. 따라서 가려는 병원의 용종 발견율은 반드시 확인해야 합니다. 정확한 검사를 못한다면 다른 게 아무리 좋아도 앙꼬 없는 찐빵입니다.

셋째, 발견한 용종을 그 자리에서 바로 절제하나?

용종을 발견해도 그 자리에서 제거를 하지 않는 곳들이 있습니다. 이는 소방서원이 화재 현장을 확인만 하고 불을 끄지 않는 것과 같습니다. 이런 병원이라면 선종 발견율이 전혀 의미가 없습니다.

다른 날을 잡아 용종 절제를 한다면 대장내시경을 두 번 받아야 하는 불편함은 말할 것도 없고 비용 부담도 당연히 늘어납니다. 따라서 용종을 발견하면 그 자리에서 바로 절제를 하는지 확인하시는 것이 매우 중요합니다.

넷째, 내시경 소독은 깨끗이 하나?

내시경 소독은 당연한 일로, 요즘은 대부분의 병원에서 소독을 철저히 하고 있는 것으로 알고 있습니다. 그래도 꼭 한번 확인을 하시는 게 좋겠지요?

다섯째, 수면내시경검사를 확실하게 하나?

일부 의사들은 가수면 내시경이라는 이름으로 수면을 반쯤만 하고 검사를 합니다. 이럴 경우 심한 복통은 고스란히 느끼게 됩니다. 통증 없는 검사를 위해 수면내시경을 받는데 여전히 통증을 느껴야 한다면 제대로 된 수면내시경이라고 할 수 없습니다.

따라서 통증을 전혀 느끼지 않을 정도로 푹 잠을 자는 수면내시경을 하는 병원인지 확인하시는 것이 좋습니다.

여섯째, 수면내시경 하는 동안 어떻게 모니터링 하나?

이 부분은 안전한 대장내시경검사를 위해 꼭 확인해보셔야 합니다. 수면내시경검사는 수면 중 모니터링만 철저하게 하면 매우 안전한 검사입니다만, 그렇지 않을 경우에는 드물게 의료사고가 발생할 수도 있습니다.

일곱째, 검사 중 실내공기를 사용하나, 아니면 이산화탄소 CO 가스를 사용하나?

대장내시경검사를 해보신 분이라면 검사가 끝난 후에도 수시간 이상 지속되는 복통을 경험하셨을 것입니다. 이런 복통을 느끼지 않으려면, 장점막을 통해 바로 흡수되는 이산화탄소CO 가스를 사용해서 대장내시경검사를 해야 합니다. 따라서 이산화탄소CO_2 가스를 사용하는 병원인지 확인하는 것도 필요합니다.

이제 잘 아시겠지요?

이상의 일곱 가지만 확인하시면 편안한 검사, 안전한 검사, 정확한 검사를 받으실 수 있습니다.

에필로그
국내 최초의 민간병원 대장내시경 클리닉

1990년에 강남고속터미널과 사법연수원 사이 위치에 개원한 서울외과클리닉이라는 병원이 있었습니다. 이 서울외과클리닉은 비록 규모로는 그리 크지 않은 의원급 의료기관이었지만, 외과 분야에 전문화라는 새로운 희망을 외과의사들에게 준 병원이었고, 당시엔 생소했던 동업으로 오늘날과 같은 전문병원 시대를 여는데 기여를 하기도 했습니다.

서울외과클리닉이 한국의 의료 발전에 기여한 또 하나의 영역이 있습니다. 그건 바로 대장내시경검사입니다. 1990년 개원

하며 항문수술을 주 진료 분야로 삼았던 서울외과는 우리나라보다 앞서 대장항문외과가 발전했던 서양과 일본의 상황을 살펴보면서 언젠가 항문수술은 감소할 것이라는 사실을 일찍부터 인지하게 되었고, 그때를 대비해서 준비해야 할 분야가 무엇일까 고민을 하게 되었던 것입니다.

그 결과 민간병원으로서는 처음으로 대장내시경 클리닉을 1991년에 개설하였습니다. 당시엔 대학병원에서조차 대장조영술이라는 X-ray검사로 대부분의 대장질환을 진단하던 시절이었습니다. 대장내시경검사는 크론병이나 베쳇병 혹은 궤양성 대장염 같은 질환을 감별하기 위해서나 간간이 시행되었습니다. 이러한 때 한 개인의원에서 대장내시경 클리닉을 개설해서 대장내시경검사를 본격적으로 시행하기 시작했다는 것은 스스로 생각해도 대견한 일입니다.

이런 노력이 학회에도 알려져 당시 급성장하던 대장항문학회 회원을 위한 서울대학교병원 외과 연수강좌 프로그램에 '대장내시경검사' 강좌가 개설되어 지금과 같이 대장내시경검사를 할 수 있는 많은 외과의사들이 배출되는 데 기여를 했습니다.

대장내시경검사는 대장암의 진단은 물론 대장용종 절제를

통해 대장암을 예방해주는 매우 중요한 검사입니다. 그러나 의사들이 그 술기를 익히기가 쉽지 않습니다. 당시 서울외과클리닉의 선도적인 역할이 없었다면 지금처럼 활발한 대장내시경 검사를 통해 효율적으로 대장암의 증가에 대처하는 데 어려움이 있었을 것이라는 것이 저희의 자부심입니다.

기쁨병원 내시경센터는 서울외과 대장내시경 클리닉의 전통을 잇는 내시경센터입니다. 이런 자랑스러운 전통을 발전적으로 잇기 위해 지속적으로 노력해 왔으며 내시경센터의 가장 핵심적인 요소는 '편안하고 안전하고 정확한 검사'라는 점을 가장 중요하게 인식하고 있습니다. 그래서 선종 발견율이나 조기 위암 발견율을 국내 최고 수준으로 유지하고 있습니다.

또한 대장내시경 약 복용의 어려움을 해결하기 위한 노력도 계속해 왔습니다. 그런 노력 덕분에 양도 적고 맛도 좋은 대장내시경 신약을 개발해 식약처 품목허가도 받았습니다. 이런 실적과 업적은 저희를 믿고 지지해주신 많은 분들 덕분이라고 생각합니다.

앞으로도 더욱 노력해 여러분들의 기대에 부응하겠습니다.

감사합니다.

대장내시경검사 최대한 편하게 안전하게 정확하게 받기

펴낸날 1판 1쇄 2022년 1월 10일

지 은 이 강윤식
펴 낸 이 양경철
편집주간 박재영
편 집 배혜주
디 자 인 김민영

발 행 처 ㈜청년의사
발 행 인 이왕준
출판신고 제313-2003-305호(1999년 9월 13일)
주 소 (04074) 서울시 마포구 독막로 76-1(상수동, 한주빌딩 4층)
전 화 02-3141-9326
팩 스 02-703-3916
전자우편 books@docdocdoc.co.kr
홈페이지 www.docbooks.co.kr

ISBN 978-89-91232-87-7 (13510)

책값은 뒤표지에 있습니다.
잘못 만들어진 책은 서점에서 바꿔드립니다.